MAMI, ¡NO QUIER

ALEXANDRA OROZCO nació en Popayán, Colombia, ciudad llena de arte, arquitectura, música religiosa y preciosos atardeceres. Allí nació su gran sensibilidad hacia los demás. Desde temprana edad tuvo vocación de ayuda hacia niños analfabetos, ancianos y animales. Estudió Psicología en Bogotá, Colombia, pero por razones del destino nunca ejerció su profesión. Sin embargo, sus estudios han sido una herramienta vital en el transcurso de su vida profesional y personal.

Iniciando desde muy joven una carrera profesional, con solo veintiséis años llegó a ser Directora Nacional Administrativa de una entidad financiera. Posteriormente ocupó posiciones de gerencia y vicepresidencia en empresas multinacionales de tecnología, donde se destacó por su profesionalismo, sus ideas innovadoras y su facilidad para llevarlas adelante con éxito. Esto le valió una serie de premios nacionales e internacionales.

En 2002, Alexandra, al igual que tantas otras mujeres, dejó atrás su pasado, su país y su familia buscando labrar su propio destino, y emigró a Estados Unidos con su hija, Lorenza, fruto de su primer matrimonio. Se radicó en Florida donde ejerció como consultora de gerencia para empresas norteamericanas y latinoamericanas. Trabajar como desarrolladora de negocios y ejecutiva en compañías hispanas le permitió tener contacto directo con el inmigrante, y ver de primera mano lo difícil que le resultaba la adaptación a los sistemas de alimentación, de educación, de negocios y de inmigración, entre otros. En su último cargo como vicepresidente de servicios de relaciones públicas y proyectos editoriales de autores hispanos y celebridades, propuso el proyecto literario sobre obesidad infantil y así surgió *Mami, ¡no quiero ser obeso!*

Su obsesión por fomentar la alimentación saludable para combatir y prevenir la obesidad infantil la llevó a dar charlas a comunidades hispanas, ayudar a personas de escasos recursos a cocinar de forma saludable, cursar estudios en el Institute for Integrative Nutrition de Nueva York y tomar talleres intensivos de cocina saludable en el Culinary Institute of America en Santa Elena, California.

Es fundadora del movimiento "Mami, ¡no quiero ser obeso!" y Health Coach certificada. Creó su propia marca y compañía familiar junto a sus hermanas e hija, uniendo esfuerzos, experiencia y profesionalismo, para ofrecer programas, servicios de *health coach* y productos didácticos que promueven una vida emocional y espiritual saludable. Con ello busca contribuir a la prevención y la reducción de los índices de obesidad en las familias.

Alexandra reside en Florida hace más de diez años con su actual esposo.

Mami,
¡no quiero ser obeso!

Alexandra Orozco

PRESS

C. A. PRESS
Published by the Penguin Group
Penguin Group (USA) LLC
375 Hudson Street
New York, New York 10014

USA | Canada | UK | Ireland | Australia | New Zealand | India | South Africa | China
penguin.com
A Penguin Random House Company

First published in the United States of America by C. A. Press,
a member of Penguin Group (USA) LLC, 2014

LIBRARY OF CONGRESS CATALOGING-IN-PUBLICATION DATA
Orozco, Alexandra.
Mami, ¡no quiero ser obeso! / Alexandra Orozco.
pages cm
Includes bibliographical references and index.
ISBN 978-0-14-242564-0
1. Obesity in children—Psychological aspects. 2. Overweight children—Psychology.
3. Body image in children. I. Title.
RJ399.C6O76 2014
618.92'398—dc23
2013045708

Printed in the United States of America

1 3 5 7 9 10 8 6 4 2

Set in Simoncini Garamond
Designed by Sabrina Bowers

Quiero dedicarle este libro… a Dios porque nada se mueve sin su voluntad… a mi madre, que es fortaleza, por hacer de mí lo que soy, por su amor constante… a mi hija, mi motor, mi inspiración diaria. ¡Los amo!

CONTENIDO

INTRODUCCIÓN

Este libro pretende, de todo corazón, llegar a la conciencia de todos aquellos inmersos en la bella tarea de enseñar, educar y ayudar a las generaciones futuras. Mi intención es poner en sus manos un instrumento que pueda cambiar sus vidas y la de aquellos a quienes quieren ayudar, todos esos niños y jóvenes que son uno de los legados más importantes de nuestras vidas.

A muy temprana edad entendí la importancia y el significado de la palabra "llenura". Recuerdo vívidamente aquella frase de mis padres que decía: "tienes que comerte TODO y no te levantas de la mesa hasta que termines". Una y otra vez me he visto en una escena que me marcó y que recuerdo como si estuviera en el presente: sentada en el comedor de mi casa con la mano puesta en mi barbilla mirando el plato de comida que no quería comer. No quería comer, no porque no me gustara la comida, sino porque ya estaba satisfecha. Sin embargo, esta escena la vine a recordar una y otra vez cuando empecé mi lucha contra la gordura.

Quiero aclarar que tuve la mejor madre del mundo. Ella hacía las cosas con esa sabiduría guiada por el instinto que tenían los padres de su generación, unida a un inmenso amor y deseos de tenernos "muy bien alimentados". Las intenciones eran buenas, y todo iba acompañado por normas sociales y morales que nadie discutía. En esos tiempos ellos nos decían: "No vas a enseñar a tu papá a hacer hijos", y hay muchos padres en la actualidad que también consideran no necesitar un curso especial para educar a sus hijos. Por mi parte, sacar adelante mi lucha contra la gordura fue un logro en mi vida, así como ha sido el haberle dado con éxito a mi hija Lorenza, desde que nació hasta la fecha, enseñanzas y aprendizajes sobre la alimentación.

A los abuelos y los padres los amamos y recordamos con inmenso cariño. Sin embargo, me es muy llamativo que las nuevas generaciones digan no necesitar preparación para educar a sus hijos. Esto me permite observar con lupa errores que nos hubieran evitado muchos problemas en nuestra vida adulta, y entre ellos se encuentra la adecuada alimentación con patrones que se deben seguir cuando se es adulto. Todos contamos con la fuerza y la valentía para lograr cambios importantes, aunque creamos no necesitarlos, en el trascurso de nuestras vidas. Así lo iremos viendo a través de este libro que te acompañará en tu misión de buscar la debida alimentación para tus hijos.

Mi llegada de Colombia a un país como Estados Unidos, por razones sentimentales y profesionales, marcó un hito importante en mi vida. Debía trabajar, alimentarme y educar a mi bella hija Lorenza. Durante los primeros meses cometí los mismos errores que muchos otros padres cometen sin mala intención, olvidándonos de las costumbres sanas de nuestros países de origen. Ya no vamos a comprar un tomate fresco y cortarlo para preparar una comida. En su lugar compramos una lata de tomate listo para usar. De igual manera, por comodidad y "falta de tiempo", empezamos a consumir comida rápida, chatarra y alimentos procesados.

Con el paso de los días, a pesar de ser consciente de que no podía repetir en mi hija algunos patrones culturales relacionados con la alimentación que heredé de mi familia, también debía impedir que ella adoptara costumbres como la de las comidas rápidas o chatarra y las sodas. Por mi parte, ocurrió que mi cuerpo empezaba a recibir esa influencia del estilo de vida generalizado, que produce el sobrepeso.

Cada vez me espantaba más al verme al espejo. Sentía que la persona frente a mí era la misma, pero la imagen era otra que no me gustaba. Me aterraba la idea de que personas que me conocieron en la mejor etapa de mi vida profesional, vieran ahora a una mujer con sobrepeso.

Pero quizás, lo que finalmente disparó en mí la necesidad de escribir un libro sobre el tema de la obesidad en los niños, fue la llegada a mi casa de Santiago.

Mi esposo tenía un primo viviendo en otra ciudad, quien nos pidió vivir en nuestra casa unos meses con su esposa y su hijo Santiago. Allí pude tener la experiencia de ver a una madre dando de comer a su hijo toneladas de carbohidratos, toneladas de azúcares y toneladas de grasa. Pero lo más duro era ver que todos los días lo regañaba por su gordura. ¡La contradicción que vivía era asombrosa! Su padre, un poco más consciente, trataba de poner orden sin ningún éxito porque su salud no le permitía ser más fuerte en sus opiniones: tenía diabetes y otros problemas ocasionados por esta enfermedad irreversible.

Tener esta película en mi propia casa, y vivirla directamente todos los días, era acercarme a una realidad generalizada en muchos hogares donde se ha confundido el rol de los padres, y donde la falta de información y de preparación sobre cómo educar a los hijos sobre una adecuada alimentación es habitual. Eso me hizo notar de primera mano algo que se ha convertido en un problema social de grandes magnitudes, que se le está saliendo de las manos a la sociedad, a los gobiernos y al mundo. Es un PROBLEMA DE SALUD MUNDIAL.

La otra inspiración fue mi hija. A través de ella entendí que yo quería y podía trasmitirles a muchos adultos el mensaje de que se puede enseñar y transferir un legado de buena alimentación, tal como logré hacerlo con ella. Pero para hacer esto debemos prestar atención a varios elementos clave de convivencia en familia, y debemos revisar nuestro rol como padres, nuestras conductas y, también muy importante, nuestros propios hábitos alimenticios.

Hoy vivimos en una sociedad donde la mayoría de los padres son muy permisivos y en muchos casos terminan siendo manipulados por sus hijos. Debemos ocuparnos más bien de estar bien informados y avanzar a la par de ellos en esta veloz carrera del mundo cibernético y del conocimiento de temas con los que ellos se relacionan.

La sociedad ha cambiado demasiado desde la aparición de la computadora e Internet. Estos dos elementos hacen que las nuevas generaciones nos lleven mucha ventaja. Hace un tiempo tuve la oportunidad de participar de una charla destinada a darnos a los padres una guía respecto de la diferencia generacional creada por los avances tecnológicos. Lo que vas a leer es absolutamente increíble. El conferencista nos dijo: "Estoy seguro de que todos ustedes le han prohibido a sus hijos hablar con extraños en la calle. ¿Han hecho la misma prohibición para las 'charlas' que tienen por Internet? A todos les prohibiríamos que le entreguen las llaves de la casa a un extraño. ¿Hay alguna diferencia en entregarle la contraseña o los datos personales a un extraño por Internet?".

Debes entender que educar a tus hijos va más allá de proveer cosas materiales y dar órdenes, o lo que es peor, ser permisivos para mantenerlos felices. Cada ser humano tiene necesidades físicas (alimento, sueño, ropa) y mentales (paz, felicidad) o emocionales (amor, valores, afecto). En la medida en que estén satisfechas esas necesidades, podemos estar menos expuestos a peligros como las adicciones, un mal de nuestro tiempo que incluye la adicción a la comida. Las necesidades no satisfechas en el proceso de formación de las conductas pueden tener incidencia en las conductas adictivas. Así se dan la adicción al cigarrillo, a las drogas, al café, al chocolate, así como la adicción al juego, a la misma comida, a Internet o a las compras.

Debemos frenar la adicción a los carbohidratos, a los azúcares, a las grasas saturadas que tus hijos consumen todos los días, ya que esto acelera el sobrepeso, con el consecuente deterioro general del cuerpo en formación poniéndolo a puertas de enfermedades que antes solo afectaban a los adultos. Esto es muy triste y las estadísticas son abrumadoras.

Para crecer mental, emocional y físicamente sano, un niño debe sentirse amado, seguro, importante y aceptado por los adultos más próximos, y luego por la sociedad en la que se desarrolla. Como padres, tenemos la maravillosa oportunidad de sembrar en nuestros hijos la responsabilidad con la que deben manejarse en el futuro. Somos sus guías y orientadores pero ellos tienen que estar convencidos de los objetivos.

Hoy en día es maravilloso, y sobre todo muy satisfactorio, ver el cuerpo de mi hija sano, su piel lozana, su pelo brillante. Pero principalmente veo con una alegría infinita cómo le gusta consumir alimentos sanos que la nutren. Hoy, a sus veinte años, cuida de su disciplina alimenticia.

Como padres aspiramos a ser líderes capaces de sujetar a nuestros hijos cuando tambalean y de guiarlos mientras no saben para dónde van. Estar informados acerca de la forma adecuada de alimentación de nuestros hijos debe ser TU prioridad. Hay que estar alerta ya que los índices de obesidad crecen a pasos agigantados y sin control por parte de quienes tienen la responsabilidad de alimentarlos, nosotros los padres.

Una manera de demostrarles el amor a nuestros hijos, y que ellos sientan que nos preocupamos por ellos, es a través de su alimentación. ¿Por qué? Porque su cuerpo forma parte integral de su armonía, aquella que debe alcanzar cualquier ser humano. Esta armonía está distribuida en Cuerpo, Mente y Alma. El cuerpo es como la estructura de un edificio o la forma de una escultura que tiene que sustentar su autonomía, una gran máquina maravillosa que necesita combustible para funcionar. Un adecuado estilo de vida es la mejor prevención de las enfermedades en la edad adulta y proporciona una correcta salud en las etapas de crecimiento. Debemos comprender y enseñarles a nuestros hijos que, como dicta la famosa frase, "somos lo que comemos". Esto aún hoy no lo aprendemos, a pesar de la información que tenemos disponible sobre el tema.

Fuimos educados en una sociedad donde podemos comer sin hábitos alimenticios saludables porque si nos enfermamos vamos a un médico que nos receta un medicamento para remediarlo. Eso tiene que cambiar y puede cambiar simplemente con una debida alimentación que *prevenga* las enfermedades. Los gobiernos ya están comenzando a preocuparse por el flagelo de la obesidad porque estiman que en el futuro les va a costar millones y millones de dólares corregir o tratar los problemas de salud que estamos creando desde la alimentación de los niños.

La salud la construimos día a día, pero no solo la salud del presente sino la del futuro. Este debe ser un asunto de todos, porque no podemos convencer a nuestros hijos si no damos un buen ejemplo. Yo ya desperté, entendí que el triunfo que logré al llevar a mi hija Lorenza hasta los veinte años con una figura delgada, pero saludable, y una conciencia clara de lo que un estilo de vida sano puede lograr, lo debo aplicar a mí misma con la misma disciplina.

Este libro es una invitación a un cambio de actitud frente a la indiferencia o, tal vez si lo quieres ver distinto, a tomar conciencia de los hábitos alimenticios que nos están influenciando, tanto a nosotros como a nuestros hijos, todos los días. Debemos generar conciencia, teniendo en cuenta las cifras tan abrumadoras sobre la obesidad infantil en el mundo. No es cuestión de gustos, *tenemos* que cambiar nuestra conducta. Posiblemente tú no tengas ninguna adicción, pero sí es muy posible que tengas algunos hábitos que van a aumentar el riesgo de contraer alguna enfermedad. Te podría gustar, por ejemplo, comer alimentos altos en grasas y no verduras. Tal vez no hagas ejercicio con la debida regularidad y constancia, o puede ser que la depresión o las malas relaciones personales te aflijan. Siempre podemos cambiar y siempre podemos ayudar a sanar nuestros cuerpos y mentes.

Es posible cuestionar algunas tradiciones, es posible adoptar sólo algunas costumbres de nuestra nueva vida, rutinas de nuestro nuevo país o preservar algunas de nuestro país de origen; podemos informarnos mejor día a día, podemos tener un estilo de vida único que no se parezca al convencional. Si todos en este país comen perros calientes, hamburguesas, papas fritas, y todas las comidas están cargadas de grasas saturadas, azúcares y químicos, tú puedes decidir si quieres comer lo mismo. Cuáles alimentos consumimos es una decisión personal, pero *nada* nos obliga a comer siguiendo la corriente. Por eso es imperante que sepas que, si no te informas acerca del valor nutritivo de lo que consumes y de sus peligros o consecuencias, muy posiblemente habrá efectos graves en el futuro.

La mejor medicina preventiva para nuestros hijos está en tu cocina, está en tu plato, en los supermercados cuando los visitas con *conocimiento*. Está donde *eliges* tus alimentos y los de tus hijos.

Recuerda: TÚ ELIGES, ellos no. TÚ ELIGES… Ellos aprenden.

Los casos aquí presentados y los consejos alimenticios, de comportamiento, de afecto, de valores y de ejercicio físico, pretenden despertar el interés de muchos padres para que tengamos hijos sanos física y mentalmente. El punto no es lo que nos ofrecen, ni lo que nos venden. El punto es lo que DECIDIMOS ESCOGER. Es lo que hace mi hija todos los días de su vida sin tortura, sin ansiedad y, sobre todo, sin influencia. Ella escoge lo que la alimenta, no lo que la llena. Eso lo puedes lograr tú con tus hijos, con amor y con un poco de ayuda que encontrarás en este libro.

Mami, ¡no quiero ser obeso!

CAPÍTULO 1

La responsabilidad como padres

HISTORIAS DE VIDA*:
Cristina, "la ballena"

Nunca tuve padres presentes... Cuando digo esto nadie lo entiende. O tal vez nadie lo quiere escuchar. Yo los amaba... ¡o, seguramente, aún los amo! Mi papá y mi mamá eran personas trabajadoras, del común de la gente, pero no recuerdo un día que compartiéramos juntos en familia.

Cuando miro mi figura en el espejo siento rabia conmigo misma. Cada vez que intento iniciar un cambio en mi vida de cualquier tipo me siento incapaz. Tengo veinte años, soy bajita y peso 190 libras (82 kilos). Mis amigas me identifican como "la ballena". Sé que sienten lástima por mí. Es triste decirlo pero no conocí palabras alentadoras en mi vida, no conocí el reconocimiento, no conocí abrazos ni caricias y tal vez nunca escuché las palabras "te quiero". No conocí el amor de mis padres; ellos nunca estuvieron ahí. Sus cuerpos SÍ... pero no su presencia emocional.

Siento miedo de enfrentar mi futuro... Y, una vez más, encuentro satisfacción en la comida. La comida para mí es lo más importante porque ahí me siento plena, satisfecha. Cuando miro a mi alrededor veo un gran desorden y caos con el que identifico mi futuro. No reconozco mis habilidades, ni tampoco sé cuáles son mis cualidades como ser humano.

Aún espero el día en que ellos, mis padres, me entreguen amor y dedicación para yo poder entender el amor.

—Cristina

---

* Las "Historias de vida" son vivencias reales que fueron contadas en cartas por sus propios protagonistas.

NUESTRO ENTORNO

El tema de la obesidad se ha convertido en una preocupante realidad para los gobiernos, para la sociedad y para los padres. Las estadísticas muestran altos índices de niños con sobrepeso y con obesidad en Estados Unidos, Europa y Latinoamérica.

La Organización Mundial de la Salud (OMS) señaló en 2011, que: "El sobrepeso y la obesidad son el quinto factor principal de riesgo de defunción en el mundo. Cada año fallecen por lo menos 2,8 millones de personas adultas como consecuencia del sobrepeso o la obesidad. Además, el 44% de la carga de diabetes, el 23% de la carga de cardiopatías isquémicas y entre el 7% y el 41% de la carga de algunos cánceres son atribuibles al sobrepeso y la obesidad".

Me preocupa pensarlo y me atemoriza cuando miro a mi alrededor y encuentro que esas estadísticas son un reflejo de nuestra realidad. Hace poco, por mi trabajo, tuve que estar en varias reuniones sociales a las que fui invitada. Con gran sorpresa encontré que había mujeres muy delgadas y muy bien arregladas comentando todo el tiempo sobre belleza, sobre lo último en cirugía plástica, dietas, etc., mientras sus hijos daban vueltas alrededor de las mesas donde servían la comida, sirviéndose postres y bocadillos sin parar, y otros jugaban videojuegos, comiendo sin quitar la mirada de la pantalla. Y noté que sus hijos en su mayoría eran gordos, y algunos estaban obesos.

¿Sabías que según la Organización Mundial de la Salud, en 2010, alrededor de 40 millones de niños menores de cinco años tenían sobrepeso en el mundo?

¡Déjame decirte que los datos de la OMS me aterraron! A partir de esos días empecé a observar de una manera más aguda este fenómeno y cada vez que iba a restaurantes, centros comerciales o parques, veía lo mismo. Me pregunto, ¿por qué las madres pueden mantener un peso normal y sus hijos no? Sería interesante conocer la respuesta. Por otro lado, ¿por qué aquellas que están pasadas de peso tienen hijos que siguen su modelo?

El problema de la obesidad no es solo el problema aislado del peso, es un problema de estilo de vida, es un problema de ejemplo, es un tema de amor. Los niños no tendrán muchas tentaciones si no hay alternativas poco saludables en la cocina de sus casas. El papá o la mamá no puede estar llevando una vida desordenada mientras les exigen a sus hijos que hagan algún tipo de deporte o coman saludablemente.

Después de padecer el sobrepeso en carne propia acompañado de mucho sufrimiento, y de haber caído en una depresión, tengo claro que el papel que desempeña la nutrición en nuestra vida es muy importante. No solo afecta a la imagen física, sino que es vital para evitar todas aquellas enfermedades vinculadas al estilo de vida que se está llevando.

. . . .

¿Sabías que los niños menores de diez años cuyos padres tienen sobrepeso, tienen más del triple de probabilidades de convertirse en adultos con sobrepeso que los niños de la misma edad, pero con padres de peso normal?

. . . .

Un estilo de vida saludable es la mejor prevención de las enfermedades en la edad adulta y proporciona una correcta salud en las etapas del crecimiento. Por eso, es importante conocer de cerca estas enfermedades asociadas. Debemos comprender y enseñarles a nuestros hijos que "somos lo que comemos". Pero las cosas no se arreglan solo comiendo o dejando de comer; debemos tener relaciones sanas. Las crisis del espíritu pueden entorpecer cualquier propósito. Debemos aprender a manejarnos en situaciones conflictivas, a manejar el estrés, que es otra de las plagas de nuestra época, y de la cual hablaremos más adelante.

Para tener en cuenta: Una manera de demostrarles el amor a tus hijos, y de que ellos sientan que te preocupas por ellos, es a través de la alimentación.

Tiene que haber un cambio de actitud. Pero, ¿por dónde empezar? El primer paso esencial comienza contigo: TÚ TIENES QUE CAMBIAR. Una vez que hayas logrado cambiar tu actitud, podrás hacer algunos cambios importantes en la rutina diaria de tus hijos. Si tú no puedes aplicar este cambio en tu vida, muy difícilmente podrás enseñarlo. Cuando decidas cambiar, trasmíteselo a tus hijos de una forma tranquila, poco a poco, comenzando por ganarte su confianza y respeto como líder de familia. Después pueden venir pasos como la información y la construcción de compromisos que se deben hacer con paciencia y decisión.

Siempre fui muy firme con mi hija en lo que respecta a su alimentación; tuve la fortaleza de conducir sus pasos y hoy, con la fuerza de voluntad que tengo, su apoyo y el de todos los que estamos vinculados a este proyecto, vamos a sumergirnos en la tarea de cambiar las mentes, los espíritus y los cuerpos de familias enteras.

La obesidad es acompañada, con frecuencia, por la depresión y una puede ser causa y/o consecuencia de la otra. Según publica la American Psychological Association, un estudio demostró que la obesidad en las mujeres americanas se asoció con un aumento de un

37% en la depresión grave. También se encontró una relación significativa entre las mujeres con obesidad y la recurrencia de pensamientos de suicidio.

La depresión puede causar y ser resultado del estrés, el cual, a su vez, puede causar un cambio en hábitos alimenticios y actividades. Muchas personas con problemas para recuperarse de eventos repentinos o emocionalmente agotadores (la pérdida de un amigo cercano o de un miembro de la familia, dificultades en las relaciones personales, pérdida de trabajo o algún problema médico serio) comienzan, sin darse cuenta, a comer demasiado de las comidas equivocadas o a abandonar el ejercicio. En poco tiempo, esto se transforma en un hábito.

De hecho, el trastorno alimenticio compulsivo, una conducta asociada con la obesidad y otras condiciones como la anorexia nerviosa, es también un síntoma de depresión. Un estudio de personas obesas con problemas de trastorno alimenticio compulsivo reveló que el 51% también tenía un historial de depresión grave. Investigaciones adicionales muestran que las mujeres obesas que padecen de trastorno alimenticio compulsivo y que han sido víctimas de bromas a causa de su apariencia, desarrollaron luego insatisfacción con su cuerpo y depresión, según datos que aporta la American Psychological Association.

Nuestras sociedades han priorizado el bienestar del hombre; la tecnología ha avanzado y las comodidades se han vuelto cada vez más accesibles a millones de personas en el mundo. Sillones cada vez más mullidos esperan a nuestros cuerpos, transportes que evitan que caminemos grandes distancias nos permiten acceder rápidamente a distintos lugares, espacios laborales que nos sitúan alrededor de un escritorio, enfatizan cada día más el sedentarismo.

Todo parece desarrollarse detrás de una computadora; las personas hablan más por las redes sociales de lo que interactúan cara a cara; las distancias parecen desaparecer con una computadora y ya no es necesario caminar un par de cuadras para ver a nuestros amigos. La comida casera hecha con dedicación y esmero se ha quedado en los libros de cocina que heredamos de nuestras abuelas o de nuestras madres.

¿SEDENTARISMO O PEREZA? O LOS DOS...

La vida sedentaria definitivamente está ganando terreno sobre la vida activa de los seres humanos, especialmente en la de nuestros hijos. El ambiente en el que vivimos, la predisposición genética, los hábitos individuales con respecto a la comida y el sedentarismo están ayudando a propagar la obesidad.

Los ambientes actuales, caracterizados por la gran cantidad de comodidades en los hogares y lugares de trabajo, sumados a la gran cantidad de alimentos que cuentan con altos niveles energéticos, y que se muestran tan atractivos para el consumo humano, generan una combinación preocupante. Esta expone a las personas a grandes factores de riesgo para su salud. Está comprobado: la obesidad mundial crece a niveles impensados.

¿Sabías que la Academia Americana de Pediatría recomienda no más de una a dos horas diarias frente a la pantalla de televisión y los videos, o el uso de la computadora (que no sea para hacer la tarea) para el envío de mensajes, video llamadas, chat o juegos de video?

Las compañías de alimentos, con sus masivas campañas publicitarias, no asumen su responsabilidad social y parecen desconocer las consecuencias de inundar el mercado con alimentos de altos niveles calóricos, procesados con saturación de grasas, colorantes y químicos. Este es otro factor que genera un marco poco saludable para las personas que poco piensan en lo que comen, y que no hacen ejercicio. No tenemos la conciencia de diferenciar lo que es delicioso de lo que le conviene a nuestro cuerpo.

Se conoce actualmente la relación que guarda la obesidad con la alimentación, y el impacto negativo del procesamiento de los alimentos en la incidencia de este problema. Siendo grandes compañías las que controlan la mayor parte de la producción alimenticia, las pequeñas compañías que procuran elaborar alimentos orgánicos más saludables se encuentran con costos que resultan elevados para lograr la producción de este tipo de productos.

¿Sabías que hoy en día la comida casera se sustituyó por comida rápida y enlatada, y que la comida rápida tiene más grasa, más calorías y menos ingredientes nutritivos que la comida hecha en casa?

La transformación de esta situación no es fácil, menos aún puedes esperar cambios de un día para el otro en un mundo donde la comida es el centro de atención de tantos. Esto no solo involucra a quienes padecen de obesidad, sino a toda la sociedad en su conjunto, que está convencida de que el bienestar proviene de estar en sus casas frente a la televisión o la computadora. Estos hábitos de vida cada vez más pasivos, y una menor conciencia de este flagelo, son los que avanzan en detrimento de la salud presente y futura de tus hijos.

Debemos comenzar el cambio de inmediato. Es momento de ver qué sociedad es la que estás construyendo, qué responsabilidad tienes sobre tu propia vida, sobre la de tus hijos; qué haces para estar mejor, y qué concepto de bienestar has creado; si estás perjudicando silenciosamente tu cuerpo sano y el de tus hijos.

¡Es momento de cambiar ya!

PADRES PERMISIVOS

Son muchas cosas las que hay que solucionar en esta sociedad confundida. Para hacerlo, debemos comenzar por conocer y aceptar nuestro problema. Algo pasó con nuestra generación. Parece que nos revelamos frente a cómo nos educaron y decidimos dar un giro total hacia una igualdad mal entendida, donde se perdió la autoridad. La casa es un reflejo de la sociedad, es un laboratorio de adaptación a entornos más grandes donde tus hijos irán encontrando niveles de autoridad que deberán aprender a respetar, y no simplemente pasar por la vida cuestionando a todo el que esté por sobre su jerarquía, ya sea en empresas, escuelas, universidades y hasta dentro de las mismas leyes dadas por la sociedad.

Nosotros, como padres, renegamos de la educación que nos dieron y decidimos cambiarla por completo. Es como si hubiéramos dicho: "lo pasé tan mal con mis padres tan estrictos, me faltaron tantas cosas cuando niño, tuve un padre tan complicado y distante, que yo no quiero que mis hijos pasen por lo mismo. Por eso yo, como papá y mamá, les voy a dar todo lo que pueda, porque quiero que ellos sean felices". Así nació una generación de padres distintos, padres permisivos. Y esto iba avalado por ciertas corrientes psicológicas que planteaban que los padres debían ser amigos de sus hijos. Pero no le hemos dado la suficiente importancia al rol de educador.

Quiero relatarte una experiencia personal que me hizo replantear y cambiar mi conducta de permisividad con mi hija. Sucede que, a veces, se te puede salir de las manos la firmeza que tienes que tener como padre, pero no te dejes desarmar por tus hijos. Recuerdo que entrando Lorenza a su preadolescencia, con unos once años, empezó a tomar una posición agresiva y desobediente conmigo. Yo no entendía qué estaba pasando. No respetaba los horarios que teníamos establecidos para la comida, ni tampoco la hora de dormir. Me decía, "Porfa, porfa", y yo me rendía a sus pies. Otras veces sus respuestas eran petulantes y, en ocasiones, altaneras y distantes.

Por fortuna, tuve la visita de mi madre quien me observaba sin decir nada. Al segundo día me dijo: "Hija, te volviste una mujer débil y permisiva… ya no eres la madre fuerte y firme que conocí antes, no puedes ser amiga de tu hija a esta edad; ni la manipulación ni la debilidad tuya pueden reinar en su educación. A los hijos hay que tenderles la mano, pero con firmeza; ¡tú pones las reglas, no ella!". Recapacité y me di cuenta de que había entrado en el terreno de la permisividad. Todo lo que mi hija pedía se lo estaba dando, estaba ocupándome de sus necesidades físicas y emocionales con culpa.

Tomé un respiro. En esa misma semana Lorenza, en medio de su rebeldía, se me enfrentó y me dijo: "¡Pues me voy de la casa a la de mi papá!". Y yo, recordando la firmeza, le dije: "¡Perfecto, y por favor cierra la puerta!". Salió con una pequeña maleta. Estuvo como una hora en la portería del edificio y finalmente subió.

Yo soy mamá y mi función es educar a mi hija, y eso muchas veces es una tarea agotadora en la que tengo que poner límites, tomar decisiones por ella que muchas veces no le gustan, y decir "no" muchas veces al día. Debo mantener una consistencia educativa que traspase mis palabras, que esté amparada en los hechos y respaldada por mi ejemplo, labor realizada en conjunto con su padre que siempre me ha acompañado en esta tarea de la educación en un hogar de padres divorciados.

Pero volviendo al tema de esta generación: estamos enfrentados a una generación de "Padres Permisivos". Así como la generación de "Padres Autoritarios" nos dejó un legado de temor, parecería ser que esta generación está creando niños débiles y confundidos, desconcertados frente a la ausencia de límites.

La cantaleta puede ser la peor herramienta que puedes usar para convencer a alguien de algo y, desafortunadamente, es una de las más usadas por los padres a la hora de educar a un menor. Por eso es muy probable que ellos te escuchen por los ojos, porque la mejor herramienta que puede tener tu hijo es el ejemplo… el ejemplo que TÚ le das día a día, y el que él observa con su lupa.

Un caso que leí hace poco nos puede ilustrar esto. Un fatídico día, un padre de familia recibe la noticia de que su hija murió en un accidente de carro junto con dos compañeros de escuela que estaban borrachos. El padre en su dolor y rabia prometió encontrar y matar a quien le había vendido licor a los chicos. Pero al abrir un cajón de su alacena donde guardaba sus propios licores, encontró una nota que decía: "Papi, nos tomamos tu licor espero que no te enojes".

Pertenecemos a una generación en la que los hijos mandan, los hijos regañan a sus padres, los padres temen a los hijos, y los hijos no respetan a esos padres temerosos. La autoridad de los padres fue desplazada por la permisividad. Los padres quieren complacer a sus hijos para ganar su afecto. Te preguntarás, ¿qué tiene esto que ver con la alimentación? Pues bien, ¡todo!

La alimentación también se basa en la educación. En la medida en que seas permisivo dejas que tus hijos decidan qué comer. En la medida en que seas permisivo, ellos comen lo que creen que es bueno ya que se sirven de la televisión como fuente de información. Así, dejas que ellos no tengan horas fijas para la alimentación; no hay tiempo para discutir en familia por qué es importante la alimentación, porque el afán del día a día nos consume. Al final del camino, veo a dos grandes víctimas: el hijo obeso y el padre o la madre desgastado, muchas veces obeso también.

¿Sabías que los niños que sufren problemas psicológicos y emocionales en su infancia son más propensos a sufrir enfermedades al llegar a adultos, y entre ellas está la obesidad?

En muchos casos, el poco tiempo que pasamos con nuestros hijos, puede incidir en que su alimentación no sea la óptima. Si un papá tiene una hora para ver las noticias, es probable que también tenga una hora para estar con sus hijos, pero… prefirió ver las noticias. Será cuestión de replantearse cómo repartir su tiempo. Si una mamá tiene una hora para ver las telenovelas, probablemente tenga una hora para estar con sus hijos. Es un tema de prioridades.

Así nos seguimos engañando. Nos queda cómodo que los niños aparentemente estén "entretenidos" con la tecnología. Parece que nadie pelea en la casa y que nos llevamos todos bien, pero pensemos: ¿cuánto tiempo real estamos con ellos para ejercer nuestra "autoridad" y educarlos como se debe? ¡Pregúntatelo una y otra vez!

El poner tú los límites y ser la autoridad no debe entenderse de un modo negativo. Los límites, bien entendidos y bien enseñados, educan a tus hijos. En los últimos años parecería que no ejercer la autoridad y no poner límites se relaciona con el concepto de felicidad que, en una sociedad consumista, se ha convertido casi en un sinónimo de "tener". Es como entender que la felicidad se compra, entonces si te sientes culpable por dejar a tu hijo solo, lo vas tapando de cosas que, por supuesto, no lo hacen más feliz, ni a él como hijo, ni a ti como padre. Esto ha transformado a los hijos en niños insatisfechos.

DELEGANDO A OTROS TU RESPONSABILIDAD

Ocurre en ocasiones que como padre no puedes ejercer autoridad sobre tus hijos, y quizás pretendes que la escuela cumpla ese rol. Pero, no puedes delegar en la escuela la responsabilidad total de la educación de tus hijos. Ellos van allí a adquirir conocimiento intelectual pero los valores y hábitos los aprenden en la casa, y los llevan a la escuela.

En la escuela se reúnen niños de muchos orígenes y de variadas procedencias que en ocasiones tendrán una influencia positiva, y en otras negativa, sobre nuestros hijos. Allí nuestros hijos deben ser capaces de discernir lo positivo de lo negativo y no necesariamente seguir la corriente si esto les resulta perjudicial. Incluso algunos maestros tampoco son el mejor ejemplo en ciertos aspectos de la vida, independientemente de los conocimientos que les trasmitan a nuestros hijos. Y aquí incluyo la alimentación, porque ponemos a prueba los hábitos aprendidos en la casa contra los hábitos aprendidos de otras personas en los colegios. Es poco probable que tu hijo aprenda fuera de casa los beneficios de la avena o las bondades de las leguminosas o de los granos enteros integrales, o lo perjudicial del abuso de las sodas si no lo aprende en su propio hogar.

¿Sabías que la obesidad tiene como consecuencias la exclusión social, la soledad, la incomprensión y la discriminación en los colegios, desde el primer año escolar hasta la universidad, e incluso más tarde en el trabajo?

A veces es difícil aceptar ciertas realidades y muchas otras cosas que en los siguientes capítulos te iré planteando. Te guste o no, es una verdad que se asoma siempre. El estar presente en la vida de tus hijos ayudará a resolver con más facilidad cualquiera de los problemas que trae la vida.

¡TUS HIJOS SON LA EXTENSIÓN DE TU VIDA!

Algo que aprendí con el tiempo es que no se trata simplemente de tener hijos, ¡sino que se trata de ser padres! Y es ahí donde debemos concentrarnos.

Ser padres es asumir con responsabilidad y respeto esta condición dándoles a nuestros hijos muestras de amor e interés.

Que ellos sientan que nos preocupamos por ellos, que estamos todo el tiempo interesados en ellos. Esa es la condición de ser padres de manera incondicional. Si decides, como yo he hecho, ser parte de los que van a bajar los índices de obesidad en nuestra sociedad, es fundamental aceptar la condición de ser un verdadero padre.

Cuando nos sentimos valiosos como seres humanos es cuando podemos sacar de nuestro interior la fuerza, la perseverancia, el amor y cada uno de los valores y pensamientos de éxito que cualquier ser humano debe tener al enfrentar una tarea, oficio, profesión o meta. Es por eso que el tener hijos biológicamente es una capacidad que muchos pueden tener, pero el ser padre es una condición que debemos asumir con responsabilidad y entrega.

Cuando un ser humano se siente valorado es porque fue producto del amor que le dieron directamente sus padres, y esto ayudará a que lleguen a adultos con una autoestima alta, con mucha seguridad en sí mismos y, sobre todo, entendiendo que el valor como persona es importante en cada etapa de sus vidas. Cuando no estamos presentes en la vida de nuestros hijos es muy probable que ellos lo interpreten o lo asuman en sus vidas como desinterés. Una manera de demostrarles el amor a nuestros hijos y que ellos sientan que nos preocupamos por ellos es a través de su alimentación. ¿Por qué? Porque su cuerpo forma parte integral de la armonía que debe tener cualquier ser humano. Y, como mencioné anteriormente, esta armonía está distribuida en Cuerpo, Mente y Alma.

LA AUTOESTIMA DE TU HIJO

Estudios realizados en Gran Bretaña demuestran que la baja autoestima durante la infancia es un factor de riesgo de obesidad en la edad adulta. Los investigadores, encabezados por Andrew Ternouth y David Collier*, concluyeron que los problemas emocionales deben ser considerados un factor de riesgo, y que el problema no sería solo metabólico. Esto contradice la idea, comúnmente aceptada, de que la obesidad lleva a la baja autoestima. La relación podría ser también a la inversa. Esta idea podría parecer exagerada ya que factores como la dieta y la falta de ejercicio también son determinantes, pero esto nos hace pensar en un factor que no habíamos tenido en cuenta históricamente como determinante de la obesidad: la autoestima.

Para tener en cuenta: Los problemas emocionales deben ser considerados un factor de riesgo, y no atribuirlo todo a un problema metabólico.

Abraham Maslow (experto en teorías de la personalidad), en su jerarquía de las necesidades humanas, divide la autoestima en dos aspectos: el aprecio que se tiene uno mismo (amor propio, confianza, pericia, suficiencia, etc.) y el respeto y estimación que se recibe de otras personas (reconocimiento, aceptación, etc.). La expresión de aprecio más sana, según Maslow, es la que se manifiesta en el respeto que les merecemos a otros.

---

*   "Childhood emotional problems and self-perceptions predict weight gain in a longitudinal regression model". Andrew Ternouth, David Collier y Barbara Maughan. *BMC Medicine* 2009, 7:46 doi:10.1186/1741-7015-7-46. Publicado: 11 de septiembre, 2009. www.biomedcentral.com/1741-7015/7/46.

La autoestima es un ingrediente sumamente importante para la vida exitosa y feliz de tu hijo. Un hijo puede ser bendecido con inteligencia y talento, pero si carece de autoestima, esto puede resultar un obstáculo para alcanzar el éxito en sus tareas, en sus relaciones personales y sociales y en todas las áreas de su vida presente y futura. Los primeros años en la vida de tu hijo son la base de una sana autoestima. La autoestima funciona mejor cuando hay un equilibrio entre lo que piensas de ti mismo, y cómo te tratan o aceptan los demás.

Como pasa con tantas otras facetas de la vida, el hogar es el origen de una correcta formación para una mente sana en términos de autoestima. Tu hijo percibe si es amado o no. De esta misma manera va a entender que la sociedad lo quiere o lo rechaza. Independientemente de la formación que hayas tenido, puedes cambiar y comenzar una nueva vida, solo con tener conciencia de lo que está bien o mal. Y esta nueva vida será beneficiosa para ti y para tus hijos. Por eso es importante intentar evitar lo que hacen ciertos padres en un momento de enojo, que les gritan cosas a sus hijos que pueden afectarlos más de lo que te imaginas, tales como: "No sirves para nada", "Eres un inútil", "Te lo dije" o "Te lo advertí".

La falta de autoestima tiene graves consecuencias visibles en tu forma de interpretar y comprender el mundo, pero es más peligrosa todavía cuando está de por medio la atención a la salud.

¿DÓNDE INTERVIENE LA AUTOESTIMA EN EL TEMA DE LA OBESIDAD?

En ser aceptado; en el momento de dar a tus hijos herramientas para creer en sí mismos, y en darles la responsabilidad de cuidar su cuerpo. Pero quizás lo más difícil se da cuando la obesidad se vuelve inmanejable y se somete a una personita como tu hijo a la tortura diaria de ser rechazado o ser objeto de burlas. Esto lo hace inseguro y desperdicia energía que debería ser utilizada en sus estudios, o en resolver problemas de la vida diaria.

Los niños que sufren problemas psicológicos y emocionales en su infancia son más propensos a sufrir enfermedades de adultos, entre ellas la obesidad. Por lo tanto, lo ideal es tratar la baja autoestima, la depresión o la ansiedad desde temprana edad. Es una manera de prevenir la obesidad y las alteraciones metabólicas asociadas a esta, porque una vez obesos, el círculo vicioso es interminable.

....

Para tener en cuenta: Tu peso
ideal no siempre coincidirá con la imagen que anhelas.
Si tienes problemas en aceptar tu cuerpo, trabaja con tu
autoestima.

....

La autoestima es un asunto individual, familiar y social. En cuanto a lo individual, factores como el exceso de peso o un perfeccionismo obsesivo te pueden llevar a tener una autoestima baja. A esto se le pueden sumar los derivados del ámbito familiar: tendencia al sobrepeso, falta de comunicación o conflictos entre sus miembros, en los que también influye la sobreprotección que los padres ejercen sobre los hijos.

El ámbito social incluye los dictámenes de la moda, influenciados por la publicidad o los modelos deportivos de alta competición. Los modelos que seguimos nos los dictan las figuras perfectas de hombres y mujeres que nos vende la publicidad. De ahí se generan los más grandes conflictos de aceptación de los cuerpos de millones de jóvenes en el mundo y, al final, esto resulta equivocado porque se trata de ser saludable, no de tener un cuerpo bello, esbelto y perfecto. ¡Defiende a tus hijos de esto!

La autoestima se construye al enseñarle a tu hijo a aceptarse como es, pero también al enseñarle los hábitos de comida que lo harán verse mejor y estar más saludable. En la construcción de esta autoestima, hay que prestar atención al pedido implícito de nuestros hijos: "Mami, no me dejes mezclar las emociones con la comida".

¿Sabías que la palabra "dieta" está fuertemente asociada con "sacrificio" y "sufrimiento" y esto se traduce en abandonar los propósitos de iniciar un cambio de vida alimenticio?

LA AUTOESTIMA COMO EL COMIENZO DE TODO

El compromiso para una relación sana con los demás comienza amándote... En la medida en que te ames, puedes amar a otros. El respeto a ti mismo también se forma en la medida en la que te consideres merecedor del bienestar. Es importante que reanimes siempre tu sentimiento de valor personal con una actitud positiva hacia tus hijos y tu familia, con valentía de admitir cuáles son tus deseos y necesidades. Debes hacérselo saber a los demás, a la sociedad en la que te muevas.

Para tener una alta autoestima, debes tomar conciencia de que posees los instrumentos necesarios para dirigir tu vida y que tienes derecho a la felicidad. Aprender a querernos también es aprender a cuidarnos y es también hacernos responsables de nuestras decisiones y de nuestra vida. Como desarrollaremos más adelante, tomar decisiones cotidianas acerca de qué comer y qué comprar en el supermercado, es parte de la enorme tarea de quererte, cuidarte y de proteger a tu familia para asegurarles una vida saludable hoy y en el futuro.

En ocasiones, en nuestro afán por enseñarles a nuestros hijos buenos hábitos alimenticios, mezclamos las emociones de tal modo que puede resultar poco productivo para ti, para tu hijo y para la relación entre ambos. Hay que evitar que el afecto y amor que le tienes a tu hijo se convierta en un arma de doble filo que se vuelva en contra de ambos. El no tener firmeza y confundir emociones con la comida podrá promover en un futuro la obesidad o el sobrepeso de tu hijo. ¿Cómo puedes caer en este error?

➤ **Buscando reconocimiento:** si sientes que no estás cumpliendo tu función como padre o quieres buscar en tus hijos reconocimiento, lo inundas de comidas y objetos materiales que él anhela o le preparas todo el tiempo platos que le agradan.

➤ **Expresando amor de la manera equivocada:** cuando utilizas y asumes la comida como una manera de ofrecer cariño y manifestar dedicación a tus hijos, al creer que no puedes verbalizar y declarar tus emociones o tal vez estás acostumbrado a castigar y premiar con los alimentos.

➤ **Permitiendo pataletas, lloriqueos, mala cara o chantajes:** cuando cedes a través de estas acciones de tu hijo para obtener algún alimento no saludable.

HABLANDO CON UN ESPECIALISTA: Obesidad infantil

Mónica Ramírez Victoria, M.S.
Mental Health Counselor, Nova South Eastern University,
Fort Lauderdale, Florida, 2011.
Psicóloga de la Universidad del Valle,
Cali, Colombia, 1993.

Pregunta: ¿Cuáles son los factores psicológicos relacionados con la obesidad infantil y adolescente?

Respuesta: La obesidad tiene causas multifactoriales que comprenden lo biológico, lo psicológico y lo social. Dentro de muchos estudios que he revisado respecto al tema, me llamó la atención la investigación: *Factores psicosociales asociados al paciente con obesidad*, hecho por la Dra. Rebeca María Elena Guzmán, M.S., Arturo del Castillo Arreola y la Dra. Melissa García Meraz, donde se evidencia la importancia del aspecto psicológico y social en el desarrollo de la obesidad. Se estudiaron veintitrés pares de gemelos finlandeses que mostraron significativas diferencias de peso. En hombres era de 19 kilogramos (42 libras) y en mujeres de 16 kilogramos (35 libras). Así se demostró que, a pesar de tener las mismas características genéticas, los factores psicológicos y ambientales influyeron en estas diferencias.

Dentro de los factores psicológicos es importante tener en cuenta dos aspectos: el aprendizaje por imitación y la enseñanza de la norma.

Los niños imitan la manera en que los padres resuelven sus conflictos. La incapacidad de los padres para resolver sus propias problemáticas resulta en altos niveles de ansiedad. Los padres manejan su ansiedad muchas veces a través de sus hijos, y el ofrecer constante comida a los niños se vuelve su forma de calmar sus propias tensiones emocionales. Así, los niños aprenden a manejar sus emociones a través de la comida. El mensaje recibido es que la comida es el medio para atenuar el malestar emocional de cualquier origen. Los padres usan el alimento no solo como un medio para manejar la ansiedad, sino como recompensa para gratificar sus logros. Si realizan una conducta deseada, se los premia dándoles lo que más les gusta comer, que generalmente no es lo más saludable. Hasta el enseñarles a los niños a comer sano es recompensado con el postre no saludable: "Si te comes las verduras te compro la cajita feliz de McDonald's".

Otro factor psicológico importante es la incorporación de la norma y el control interno de los impulsos. En niños pequeños, los horarios de comida, como los de otras rutinas como el baño y el dormir, son los primeros mecanismos usados para crear la norma. Los padres que tienen dificultad en establecer límites y normas, no establecen horarios claros en las rutinas diarias y así es como el niño no incorpora el control sobre la alimentación y más adelante otras situaciones de su vida.

Dentro de los factores ambientales voy a resaltar dos aspectos psicosociales asociados al peso del individuo. El primer aspecto es el aprendizaje de la idea "universal" de celebrar todo con exagerados banquetes de comida: nacimientos, cumpleaños, graduaciones, matrimonios y todo evento especial es celebrado con comida. El segundo aspecto psicosocial es la conducta aprendida de buscar actividades de poco gasto calórico, sedentarias, como son las conductas de pasar horas frente a la televisión, al computador o jugando videojuegos.

P: ¿Se podría hablar de una personalidad del obeso?

R: No se puede hablar de una personalidad del obeso, ya que existen obesos con diferentes perfiles psicológicos, pero sí se han encontrado factores familiares comunes en sujetos con obesidad. Minuchin (1988), señaló que la alta incidencia de inmadurez, pasividad y conflictos en las relaciones interpersonales es algo común en estas familias.

Así, la obesidad en niños y adolescentes se relaciona con los problemas en la dinámica familiar. Muchos de estos niños y adolescentes padecen de sentimientos de inferioridad, son pasivos, dependientes y tienen una necesidad profunda de ser amados. La incidencia de depresión es mucho más alta en el niño obeso que en el niño delgado.

P: Se conocen cada vez más situaciones de *bullying*. ¿Qué efectos psicológicos produce eso en los niños obesos?

R: Los niños obesos son objeto de discriminación. Hay estudios que muestran que los niños prefieren a los niños delgados sobre los obesos. La imagen corporal del niño obeso es rechazada socialmente y exacerbada por los medios que nos muestran modelos extremadamente delgados como sinónimo de éxito y belleza.

El *bullying* es el conjunto de conductas de intimidación y agresión que se usa para discriminar a todo aquel que no encaja en los cánones establecidos de una sociedad. Este rechazo social al niño obeso hace que este se retraiga socialmente para evitar las burlas y agresiones. Este aislamiento crea en los niños ansiedad y una sensación crónica de rechazo. En una etapa del desarrollo donde se está formando la autoestima, esta experiencia de rechazo genera una imagen negativa de uno mismo, bajando así la autoestima.

Los niños con baja autoestima tienen una tendencia más alta a desarrollar depresión e incluso llegar al suicidio. Estos niños experimentan un estrés psicológico que, acompañado con los síntomas físicos de la obesidad como son la fatiga, la apnea de sueño y otros, obstaculizan el funcionamiento en lo deportivo, social y académico. Los niños entonces se refugian en la comida como una manera de lidiar con estas problemáticas, generando así un círculo vicioso sin fin.

P: ¿Hay relación entre el estrés y la comida?

R: El estrés es el conjunto de reacciones físicas y psicológicas a los estímulos que son percibidos como amenazantes. Desde que nacemos experimentamos estrés y el primer estrés es la necesidad de alimento. Si la madre interpreta cada llanto del niño como hambre, está ignorando que este llora también por otras necesidades físicas y emocionales. Así el niño aprende que toda emoción y situación no grata se maneja a través de la comida.

Hay una investigación que determinó que cada vez que un individuo experimenta estrés, segrega una hormona en el cerebro llamada, Factor Liberador de Corticotropina (CRF, por sus siglas en inglés), que produce en el individuo la necesidad de buscar gratificación. Las conductas compulsivas como las adicciones, incluida la adicción a la comida, son las estrategias usadas por los individuos para calmar la ansiedad. Si se une este factor biológico con el psicológico de usar el alimento como gratificación, aunque no se sienta hambre, el comer se vuelve una de las respuestas más comunes al estrés.

P: ¿Por qué niegan los padres el sobrepeso en sus hijos?

R: La obesidad es una conducta adaptativa al manejo de las emociones, y esto es aprendido en el seno familiar por la dificultad de los padres de enseñar control o solucionar los conflictos emocionales por vías más sanas. Por ello, los padres usarán mecanismos de defensa como la negación, la racionalización y la minimización para justificar el sobrepeso en sus hijos.

Aceptar la obesidad del hijo sería aceptar que hay una problemática familiar y la negación les permite a los padres seguir viviendo sin culpa. Los padres también tienden a minimizar la obesidad de sus hijos, dando explicaciones como que los niños perderán peso a medida que vayan creciendo.

Otro factor puede estar relacionado con la creencia de que "si está gordo, está bien nutrido y sano". Aceptar las consecuencias físicas, psicológicas y sociales de la obesidad en los hijos, implicaría tomar una acción para corregir esta problemática, y es posible que los padres no estén preparados psicológicamente para hacer los cambios necesarios dentro de su dinámica familiar, que les permitan manejar pesos más saludables en sus hijos.

¡Ponlo en práctica! Sigue estos consejos...

➤ Todas las mañanas, piensa y siente el amor que tienes por tu hijos.

➤ Cocina comida saludable para ellos toda la semana.

➤ Sé un líder: involúcrate, interésate y haz de la alimentación saludable una prioridad en tu hogar.

➤ Observa bien a tus hijos para saber qué alimentos les gustan más y así los encaminarás más fácilmente.

➤ Promueve reuniones con familiares o amigos para que tus hijos compartan la comida saludable que cocinarás para ellos.

➤ En las charlas después de las comidas, comparte con tus hijos tus sueños, metas, éxitos logrados, historias o cuentos.

➤ Déjales notas de cariño y aprecio a tus hijos en su computador.

➤ Mándales mensajes de texto diciéndoles cuánto los amas.

➤ Bájales una aplicación en su celular de alimentos saludables y su importancia.

➤ Mejora la autoestima de tus hijos:

♦ Presta atención a lo que te dicen.

♦ Elogia sus esfuerzos.

♦ Háblales de sus sentimientos.

♦ Comprende sus fracasos.

♦ Apóyalos cuando necesitan ayuda.

CAPÍTULO 2

Un nuevo estilo de vida

HISTORIAS DE VIDA:
La culpa

Mi niñez y adolescencia fueron normales y fui feliz. A los veinte años me casé. Mi esposo, mi madre y yo nos fuimos a vivir a Bogotá y tuve a mi primer y único hijo a los veintidós años. No creo que la felicidad de tener a mi hijo tenga palabras que puedan describirla.

Mi esposo y yo trabajábamos y mi madre cuidaba a nuestro hijo, Juan Carlos, quien se convirtió en nuestra obsesión. Mi mayor preocupación fue contribuir a darle una vida saludable y pensé que la manera de asegurarla era dándole de comer. Fue así que, desde bebe, complací sus necesidades alimenticias y, a la vista, parecía tener buenos resultados. Mi bebe era grande, alegre, gordito y, supuestamente, saludable.

Cuando mi hijo empezó a caminar (tarde para su edad debido a su "gordura saludable") empezó a llamar la atención y nosotros felices le prodigábamos lo que él quería. Mi despensa se llenó de chitos, salchichas, papas, dulces y bocadillos.

Cuando tenía cinco años, en el colegio nos insinuaron su sobrepeso y ni siquiera reaccionamos. ¿Cómo podían hablar así? ¿No se daban cuenta de que era un niño sano? Además nosotros, sus padres, teníamos sobrepeso y esas cosas se heredan. No había que alarmarse. Bajaría de peso con ejercicio.

De pronto el niño se volvió agresivo, un poco introvertido también, y no quiso volver al colegio. Nos dijo que no le gustaba el colegio porque él no quería jugar y los niños lo empujaban. Nos quejamos y decidimos que el colegio no era bueno y lo cambiamos a otro más recomendado. La situación no cambió pero él no se quejó. Estábamos muy contentos. Pero esa alegría duró poco.

Un 30 de marzo, cuando mi hijo apenas había cumplido los diez años, mi esposo murió repentinamente. El diagnóstico: infarto. ¿Infarto? Pero, ¿por qué? Era tan joven, ¡solo treinta y ocho años! Mi familia se desplomó y dejé a mi hijo seguir su rumbo.

Juan Carlos creció poco y engordó mucho. Se volvió tímido, reservado y solitario. Nuestros cuidados dieron resultado. Le prodigamos afecto con la comida y él se autoconsentía comiendo. Subió de peso y se convirtió en un adolescente de más de 150 libras, y hasta llegó a pesar más de 250. Pero, ¿por qué comes tanto? No comas más. ¿Otra vez comiendo? Así empezó nuestra batalla para quitarle los hábitos de comida que con tanto empeño le enseñamos.

Hoy tengo un hijo de treinta años, obeso, que no puede suprimir su ansiedad por la comida. Solitario, con complejos, y en una lucha de dietas los últimos veinte años que solo ha dejado ilusiones perdidas y una pérdida de equilibrio emocional y físico. Ha estado internado dos veces. Padece depresión y es prácticamente adicto a la comida, además de diabético.

Yo vivo con la culpa porque, si bien mi hijo no lloró porque le negué comida, dulces o sodas, le negué la oportunidad de tener amigos, de practicar deportes, de vivir una vida normal. Y no solo no es el hombre saludable que soñé, sino que no es feliz y está desadaptado socialmente. A las mujeres que conozco siempre les digo: no confundan comida con alimento. El alimento es la fruta, la verdura, la proteína sana en las cantidades necesarias para alimentar un cuerpo. La comida chatarra, los dulces y los excesos son el arma biológica con la que destruimos la vida de nuestros hijos.

—Rosa

EMPIEZA AHORA

Te sugiero que coloques la siguiente frase cerca de ti, mírala cada día y tatúala en tu mente:

¡Elegiré todos los días alimentos saludables para mí, para mis hijos, para mi familia y para mis invitados!

Cuando comencé a cambiar la manera en que me estaba alimentando, sabía que los pequeños cambios iban a hacer la diferencia. El entusiasmo fue el primer elemento que utilicé. Me ayudó a trasmitirle a mi familia que algo nuevo iba a llegar. Me pregunté: ¿Por qué tengo que esperar?

Sabía que el ejemplo y la perseverancia iban a ser fundamentales en este cambio y que no iba a ser fácil pasar de la comodidad de consumir cualquier cosa a tomar decisiones saludables con los alimentos que debía consumir y comprar diariamente.

¡Al toro por los cachos! Esta frase la he utilizado con mi hija cada vez que tuvimos que enfrentar un problema, y aún lo hacemos. Cuando tenía trece años se sentía muy deprimida y sus hormonas estaban cambiando. Sabíamos que si no tomábamos cartas en el asunto iba a desencadenarse en algo complejo. Nos informamos acerca de la depresión y sacamos la lista de las cosas que teníamos que trabajar todos los días para combatirla. Lo empezamos a hacer poco a poco rigurosamente. A los tres meses mi hija era otra persona. Ahora cada vez que tenemos que enfrentar un cambio me dice: "Mami, otra vez, al toro por los cachos".

Busca la mejor forma de decirle a tu familia y a tus hijos cómo van a suceder los cambios según el modo en que elijas los alimentos para ellos. Diles que se van a cambiar los hábitos alimenticios, que se debe hacer, poco a poco, por el beneficio de la salud de todos. Los pequeños cambios que hagas, *hazlos*, y no regreses a lo anterior. Empieza con uno o dos y nada más. ¡Pero hazlo bien! Luego sigue introduciendo nuevos cambios cada tres semanas o cada mes.

Lo primero que tienes que hacer es cambiar TÚ, y después puedes hacer algunos cambios importantes en la rutina diaria de tus hijos. Cuando decidas cambiar, trasmíteselo a tus hijos; diles que se ha decidido, como familia, cambiar por completo el sistema de alimentación de la casa ya que entendieron que, como estaban, no era saludable para nadie. Sé que es un desafío, pero inténtalo ya. ¡Comienza hoy!

CAMBIOS EN LOS TIPOS DE ALIMENTOS

Quiero sugerirte algunos pasos para el inicio del cambio en tu estilo de vida:

1. Cambia los dulces por nueces, almendras, semillas de girasol, bellotas, garbanzos secos.

2. Cambia el pan blanco de las hamburguesas, sándwiches y tostadas por pan integral, pan de pita, pan Ezequiel.

3. Cambia la masa de la pizza común por masa integral.

4. Cambia la pasta tradicional por pasta integral.

5. Cambia cualquier tipo de azúcar procesada o endulzante artificial por miel de abejas o agave.

6. Cambia el cereal tradicional repleto de azúcar por avena, granola, cereales sin azúcar y con mucha fibra.

7. Utiliza poca sal.

8. Usa frutas frescas en jugo o en batidos.

9. Sustituye el arroz blanco por arroz integral.

10. Usa aceite de oliva en vez de aceite vegetal.

11. No uses harina blanca en la preparación de alimentos.

12. Sustituye la leche entera por leche baja en grasa, leche descremada.

13. Sustituye la leche baja en grasa y descremada por leche de arroz, de almendras, de soja.

14. Cambia la carne con grasa por carne sin grasa, pescado y pollo sin piel.

15. Cambia quesos altos en grasa por bajos en sodio y quesos semidescremados.

16. Cambia postres y tortas por yogur griego bajo en grasa y azúcar, con fruta.

17. Elimina las bebidas gaseosas o azucaradas y reemplázalas con jugos de frutas naturales sin azúcar o con agua con rodajas de frutas.

CAMBIO DE RUTINAS EN LA FAMILIA

Después de haber probado tantas dietas sin lograr cambios importantes y ver a mi cuerpo actuar como un subibaja —bajaba de peso, subía de peso, bajaba de peso, subía de peso— sin lograr un equilibrio o mantenerme en el peso ideal, entendí que esto no consistía solo en dietas, sino que debía apoderarme de rutinas diarias.

Establece ya estas rutinas para tus hijos y tu familia. Estos cambios serán paulatinos, y permitirán a tu hijo adaptarse a ellos. Esto también requiere que dediques tiempo a observar los hábitos familiares actuales y a encontrar el modo de cambiarlos. La resistencia en tus hijos se va a presentar, por supuesto, pero mantente firme para que ellos vean que con firmeza y perseverancia se dan los pequeños cambios.

Te sugiero algunos pasos a seguir para introducir los cambios:

1. Observa cómo tu familia y tus hijos calman la sed. Mira la hora en que lo hacen para que en ese momento saques los recipientes o jarras de agua.

2. Elimina todas las sodas y jugos de frutas saturados de azúcar de tu refrigerador o de la alacena o armario.

3. Coloca una fuente grande de frutas en tu cocina o mesa del comedor de las que más le gusten a tu familia, luego pícaselas y déjaselas en otro recipiente con platos al lado y tenedores.

4. Compra recipientes grandes de vidrio donde puedas echar agua con hielo. Ponle a cada uno algo de sabor como rodajas de piña, rodajas de limón o rodajas de naranja. Si vives en un clima frío, déjalos a temperatura ambiente. Sírveles de esta agua cada vez que tengan sed.

5. Enséñales a tus hijos que cuando sientan hambre tomen abundante agua y después coman su merienda o comida.

6. Saca de la alacena o armario o nevera todos los productos enlatados, en caja y en botellas que tengan una lista muy larga de ingredientes en sus etiquetas o ingredientes que no sepas qué son.

7. Utiliza las botellas de vidrio vacías y llénalas de agua. Tápalas con un corcho nuevo, échales unas gotas de limón y mételas a la nevera.

8. Compra unas almendras sin sal y colócalas en pequeños recipientes al lado de las frutas picadas.

9. En las mañanas exprime naranjas o mandarinas y dales el jugo.

Para empezar, tu rutina tendrá dos componentes indispensables: comer seguido y comer porciones pequeñas.

Procura que tu familia coma cada dos o tres horas. Colócales los alimentos saludables en bolsitas para que los lleven en sus maletas del colegio o trabajo. El cuerpo necesita recibir alimentos cada dos o tres horas y esto permitirá que el metabolismo se acelere y el cuerpo no tenga periodos tan largos de abstinencia. Yo soy consciente de que no es fácil establecerlo tan rápido por la vida que llevamos, pero alista junto con ellos las bolsitas o los recipientes la noche anterior. Una para la mañana y una para la tarde. Ellos comerán de estos alimentos saludables cada vez que sientan hambre. Pedirles que ellos participen es una manera de involucrarlos para que aprendan a elegir los alimentos.

Yo no desayunaba, almorzaba poco y mal, y en la noche me quería comer un dinosaurio. Comía solamente tres veces al día. Este es uno de los peores hábitos alimenticios. Mi hija, por el contrario, siguió al pie de la letra lo que aprendió todos estos años. El día que empezó su universidad me dijo: "Mami, yo voy a llevar mis meriendas porque vengo a almorzar todos los días. No quiero que me pase lo del aumento de las quince libras". Fue al supermercado, eligió semillas de girasol, almendras, avena crocante, granola por libras, yogur griego, nueces, zanahorias, *hummus*, fresas, arándanos, manzanas, pistachos y fruta seca. Llegó a la casa y armó sus bolsitas para cada día. Aún sigue haciendo lo mismo y le encanta variar cada dos semanas.

Cuando el cuerpo tiene largas jornadas de abstinencia, se conserva y dice: "Usted no me dio comida, ahora la voy a guardar". Y la guarda en forma de grasa en el cuerpo. Comer cada dos o tres horas hará que el cuerpo no cree reservas para la abstinencia; por el contrario hará que el metabolismo trabaje y queme las reservas para obtener energía.

Te quiero sugerir algunos alimentos a tener en las bolsitas o pequeños recipientes de vidrio. A mí me encanta el vidrio porque los alimentos se conservan con su sabor. O colócalos en una neverita portátil cuando vayas en el carro en jornadas largas de andar en carretera o en horas pico de tráfico.

- ➤ nueces sin sal
- ➤ semillas sin sal
- ➤ maní sin sal
- ➤ *hummus* que sirva para untar en galletas integrales o para comer con verduras
- ➤ yogur griego de diferentes sabores
- ➤ huevos duros
- ➤ galletas integrales, panes integrales
- ➤ vegetales (apio cortado en tiritas, zanahorias, brócoli al vapor, tomates pequeños)
- ➤ variedad de frutas
- ➤ enlatados que no tengan sodio o azúcar y en lo posible orgánicos

En cuanto al tamaño de las porciones, ¿recuerdas la molesta frase: "¡Come todo lo que hay en el plato!"? ¡Y encima le servían a uno porciones de adultos! Pues, revisa cuidadosamente las cantidades que les estás dando a tus hijos. Yo he dominado este tema como el mayor hábito arraigado que tenemos y que debes encargarte de pasarle a tus hijos. Pregúntate cada vez: ¿Les estoy dando a mis hijos porciones adecuadas para su edad, contextura y altura?

Algo que me dio resultado con mi hija desde muy temprana edad fue decirle: "¡Hija, nunca comas nada más si ya estás satisfecha! ¡No practiques la gula, ni siquiera con el plato más delicioso!". Ella aún pone en práctica este consejo. Una estrategia que ella utiliza y me encanta es que cuando le insisten en que se coma todo, especialmente las abuelas, o que coma algún alimento adicional a su merienda o comida que ya realizó, ella contesta: "Sí, gracias. Más tarde…", ¡pero ese "más tarde" nunca llega!

....

Para tener en cuenta: Debemos procurar ser paciente con nuestros hijos, y ellos nos responderán. Un niño es mucho más flexible para cambiar de hábitos que un adulto.

....

CAMBIO DE HÁBITOS

El compartir con los hijos el cambio que tú vas a realizar es la aceptación ante tus hijos de tus errores o de tu ignorancia, o tu falta de conocimiento con respecto a una alimentación saludable. A tus hijos no les va a preocupar mucho la teoría o los conocimientos de qué es una fibra o qué es un carbohidrato; a ellos les gusta ver un plato lleno de colores, con sabores agradables, que calme su apetito. Puedes decirles a tus hijos que no se dejará de comer comida rápida, pero que de ahora en adelante se va a hacer en casa, que ya no se va a pedir a domicilio ni por una ventanilla… que se va a preparar con ingredientes naturales y saludables. ¡Prepara la pizza y las hamburguesas en casa!

Los hábitos son adoptados por tus hijos con la regularidad y repetición con que tú los realices. Ellos se adaptan al ejemplo que ven de sus padres y las costumbres o estilos de cada familia. Cuando tú asumas la nueva forma de alimentar a tus hijos, los hábitos que ellos van a adquirir van a depender de la firmeza que mantengas todos los días.

Motívalos para que entiendan que van a conocer más frutas, más vegetales, más granos enteros, diversidad de leguminosas, carnes, que van a ver más colores en sus platos. Que su paladar se va a sentir muy feliz de degustar alimentos con más sabor. Cuando introduzcas una nueva fruta o un nuevo vegetal o un nuevo carbohidrato complejo, pónselo en su plato y hazle una figura llamativa.

Como ya he dicho, los niños aprenden por imitación. Por ejemplo, ellos observan y se dan cuenta si estás comiendo una barra de chocolate o una fruta fresca. Los estudios han demostrado que cuando los padres comen frutas y verduras, hacen ejercicio, cuidan su salud, los niños van a seguir ese modelo cuando sean adultos.

Ellos van a aprender de los nuevos alimentos en la medida en que se los vayas introduciendo poco a poco. Tenemos que ser muy perceptivos y creativos a la hora de ver qué les gusta a nuestros hijos porque, algunas veces, como en el caso de las verduras, les gustan más horneadas que hervidas, con salsa o crudas, etc.

A algunos niños les gustan más las frutas que las verduras. Cuando mi hija era pequeña, le encantaban las verduras, se las comía con ganas, las habichuelas (guisantes verdes), el brócoli, la espinaca, las arvejas. Cuando fue creciendo fue consumiendo más frutas que verduras. Llegó a la adolescencia y dejó a un lado las verduras. Empecé a hacer varios intentos para que se las comiera: se las hacía al vapor y no le gustaban, se las daba crudas y tampoco. Un día puse espinaca, arvejas, zanahoria, cebolla, ajo en una ollita con caldo de pollo, dejé que se cocinaran al dente, las puse en la licuadora y quedó como un puré. Lo serví y me dijo: "¡Qué delicia Mami! Hazme la verdura así todos los días". Me di cuenta de que le encantaban en crema o sopa ¡Fue un gran logro! También le encanta el pimentón amarillo o la berenjena a la parrilla con queso bajo en grasa y sal.

RECUPERA LA UNIÓN FAMILIAR DURANTE LAS COMIDAS

Si tú como padre rescatas la unión familiar, te servirá de apoyo para iniciar este nuevo cambio. Rescatar la unión familiar es un elemento clave para fortalecer los vínculos con tus hijos, y para que te acompañen en este proyecto nuevo de vida.

Si bien es cierto que la tecnología es un elemento que desune a nuestras familias, debe ser también un elemento para apoyarnos en ella de una manera inteligente. Mira películas con mensajes positivos en familia. Busca con ellos en Internet sitios web que hablen de la importancia de la familia, de cómo el reto que tienes es adoptar nuevos hábitos, y los beneficios de convertir la alimentación con alimentos naturales en un estilo de vida.

Los desayunos y una de las dos comidas, ya sea el almuerzo o la cena, deben ser compartidas en familia. Si son las dos, mejor aún. Antes de compartir con tus hijos en familia las comidas, apaga la televisión, las computadoras, los teléfonos celulares o cualquier otro equipo electrónico que ellos o tú tengan a mano. Establece esta rutina como parte del trato que ellos deben compartir.

Estos buenos hábitos los adquirí de mi mami. Ella no permitía que se contestara el teléfono de la casa mientras estábamos comiendo, ni tampoco se atendían visitas. Teníamos que estar sentados todos en el comedor a la hora que estaba puesta la mesa. La verdad que para mí era una gran alegría compartir esos momentos con mis hermanos. Ella nos preguntaba sobre el colegio, sobre las actividades que íbamos a realizar. En las noches siempre había historias que compartíamos. Mis hermanos mayores siempre estaban haciendo juegos por debajo de la mesa sin que mi mami se diera cuenta, o haciendo chistes con la comida. Esto lo recuerdo con mucha paz y amor en mi corazón.

Mi esposo se educó en Estados Unidos y tenía la costumbre de comer rápidamente y muchas veces lo hacía parado en la cocina, especialmente con el desayuno. Cuando nos casamos me di cuenta de que este hábito me molestaba profundamente y no quería que mi hija lo adoptara ya que todos los días ella y yo desayunábamos juntas y compartíamos al menos una comida y una merienda. Esto lo habíamos hecho desde que ella era muy pequeña. No fue fácil la tarea de cambiarlo, pero le encontré la vuelta. A él le encanta la historia mundial. Le pedí un día que nos contara historias en la mesa, puse música que le gustara, velas, decoré la mesa, le puse su nombre en el plato y le dije: "A partir de ahora cuéntanos todas las noches algo nuevo". Mi hija se motivó tanto que cada noche a la hora de la comida preguntaba curiosa sobre algún tema.

Quiero recalcar que no debemos perder de vista la importancia que todos estos cambios de hábitos y de estilo de vida tendrán en el futuro de tus hijos. Si a los gobiernos les inquieta el costo que representa la obesidad por los millones de dólares que habrá que asignar para la salud pública, debemos comprender que ese costo no es otra cosa que la sumatoria de cada familia, de cada individuo. Esos gastos que inquietan al gobierno, son gastos que también tendrá tu hijo como adulto. Obesidad significa mayores gastos médicos y una vejez sin dignidad.

HABLANDO CON UN ESPECIALISTA:
Los alimentos y los niños

Dra. Edelmira Cecilia Noguera Benavides

Médico pediatra en Alergia e Inmunología

Pregunta: ¿Qué efectos se presentan en los niños si comen a menudo una sola vez al día?

Respuesta: En general, comer una vez al día puede considerarse como un mal hábito de alimentación, el cual es siempre aprendido. El niño no nace con malos hábitos, es generalmente después del primer año que pasa a presentar disturbios alimenticios y selectividad alimenticia. Y esto se da como respuesta a situaciones que no fueron adecuadas en el primer año, tales como la introducción inadecuada y tardía de algunos alimentos sólidos, la preferencia por los biberones y alimentos líquidos, etc.

Estudios han demostrado a través del tiempo, que ingerir alimentos una sola vez al día hace que los niños presenten un aumento significativo en los niveles de colesterol total y LDL (el colesterol de riesgo cardiovascular), aumento de la presión arterial, niveles más altos de glucosa o azúcar en sangre y una reacción retardada a la insulina producida por el cuerpo. La insulina es necesaria para reducir los niveles de azúcar en sangre, y si no hay un estímulo para que la insulina se libere, el azúcar permanecerá en la sangre y se presentarán efectos secundarios, como mareos, ansiedad y aumento del apetito.

Además, esto dificultará la pérdida de grasa localizada o la pérdida de peso, pues el cuerpo se acostumbrará a comer una sola vez al día y creará la mayor cantidad de reservas posibles hasta la próxima comida. Esta reserva se hará en forma de grasa abdominal, empeorando la que ya existe.

Otro gran problema es la falta de nutrientes en el organismo, ya que no estamos ofreciendo combustible (glucosa o energía) suficiente para que los niños puedan realizar sus actividades, como ejercitarse, estudiar, respirar, quemar calorías e incluso dormir. Es por eso mismo que el cuerpo debe tener el alimento necesario para no sufrir cansancio, mareos y bajas de presión, entre otros malestares que pueden afectar la concentración, el rendimiento diario y su estado general.

P: ¿Cómo procesan metabólicamente los órganos de los niños la comida chatarra?

R: Los organismos tanto de los niños como de los adultos, requieren de diferentes tipos de nutrientes en proporciones ideales: carbohidratos, grasas, proteínas y otros elementos esenciales (vitaminas y minerales). Sin embargo, ninguno de ellos puede absorberse como tal, necesitando entonces del proceso de digestión de los mismos para transformar finalmente estos nutrientes en compuestos más sencillos que se puedan absorber y asimilar: glucosa, ácidos grasos y aminoácidos, respectivamente. Estos se absorben y finalmente son metabolizados, es decir sufren reacciones químicas que les permiten finalmente formar parte de substratos, células y procesos en el organismo.

Los carbohidratos, que se absorben inicialmente en el intestino y se convierten en glucosa, pueden seguir tres caminos: primero, utilizarse inmediatamente para suministrar energía para los procesos necesarios; segundo, almacenarse a nivel hepático o muscular; y tercero, convertirse en grasa. Es por eso que cuando se consumen comidas chatarra ricas en carbohidratos o grasas, utilizamos solo una parte de esa glucosa de forma inmediata y el exceso de la misma es almacenada en nuestro organismo en forma de grasas. Cuando realizamos actividades físicas, el glucógeno almacenado en el músculo se degrada, produciendo ácido láctico, que puede llegar a causar dolores musculares.

P: ¿Cuáles son los efectos de la comida en cuanto a constipación o diarrea en los niños?

R: Después de ingerirlos, los alimentos se procesan y metabolizan dejando residuos que deben ser evacuados. En ausencia de una dieta adecuada en fibra y abundante agua, estos no se evacuan de forma total y eficaz, permaneciendo en el cuerpo por más tiempo de lo normal, disminuyendo los movimientos intestinales, comprometiendo la absorción de los nutrientes y aumentando la absorción de toxinas. Estas son enviadas a la circulación y a los diferentes órganos, generando finalmente constipación y algunas enfermedades del colon, cardiovasculares, obesidad y diabetes.

Ciertos estudios en Latinoamérica han mostrado que la constipación se presenta más frecuentemente cerca de los veinte a veintidós meses de edad, con un pico entre los dos y los cuatro años, cuando se entrena al niño para el uso del baño y el control de esfínteres. En los lactantes y preescolares es igual de frecuente en niños y niñas y en los escolares mayor en niños que niñas.

El inicio de la constipación intestinal se ha asociado a algunas situaciones principales: el cambio de la leche materna por fórmulas lácteas e introducción de alimentos sólidos; la fase en entrenamiento del control de esfínteres, pues algunas veces el proceso es incómodo y doloroso; y el inicio de la vida escolar, una vez que evitan la deposición en la jornada escolar.

Por otro lado la presencia de diarrea se encuentra relacionada generalmente con una ingesta de abundantes jugos de frutas concentrados (naturales o industrializados), bebidas carbonatadas y alimentos o bebidas con alto contenido de azúcares —lo que causaría deposiciones más líquidas, debido a que la gran cantidad de glucosa en el intestino vuelve el medio muy concentrado y atrae agua desde la sangre hasta la luz del intestino; esto generalmente tiende a mejorar al mejorar la ingesta de alimentos.

Las evacuaciones son consideradas normales y saludables, según la Escala de Heces de Bristol, cuando son de tipo 3 y 4. Las tipo 3 parecen salchichas, pero también pueden verse grietas en el exterior. Consumir más agua contribuirá a que la materia fecal se haga más suave y no tenga grietas en su superficie. Las tipo 4 suelen ser suaves y lisas y salen en forma de serpiente.

P: ¿Qué debemos aprender como padres antes de educar a los niños acerca de los alimentos que consumen?

R: Es importante que nosotros los padres sepamos que es esencial educar a nuestros hijos desde pequeños a adquirir buenos hábitos de alimentación, así como el interés por la actividad física. De esta forma conseguiremos un equilibrio energético (entre energía ingerida y gastada), que evite que nuestros niños puedan tener problemas como sobrepeso y obesidad. Para que los niños sean sanos es importante adquirir hábitos de vida saludables, lo que contribuirá a que sean adultos sin problemas.

Es importante seguir los consejos de nuestros médicos y pediatras en relación al inicio de la dieta complementaria, introduciendo alimentos de forma gradual, evolucionando en las texturas y los sabores. Es normal que al ir creciendo el apetito se torne variable y es común además que prefieran alimentos ricos en grasas y carbohidratos, pues tienen un sabor y una presentación llamativos, pero siempre primará lo que han aprendido desde sus primeros años.

P: ¿Pueden la obesidad y el sobrepeso en los niños combatirse médicamente?

R: Definitivamente lo más importante es realizar el diagnóstico y el tratamiento que en niños básicamente busca crear buenos hábitos de vida saludable: dieta oportuna, equilibrada, adecuada en cantidad y calidad, evitando alimentos industrializados y ricos en grasas y azúcares, ejercicio físico una hora diaria al menos cinco veces a la semana, etc. Todo esto permitirá que el niño pierda grasa y no músculo, para no comprometer su crecimiento y desarrollo.

La obesidad se trata de forma conservadora médicamente. Se busca descartar como causa algunas patologías de base como los problemas hormonales, tales como el hipotiroidismo, tratándolas en estos casos con hormonas tiroideas y estabilizando el problema. Por otra parte existe una carga genética que predispone al sobrepeso y la obesidad. Es por eso que algunos pacientes requieren medicamentos, que tienen en general un limitado éxito terapéutico a largo plazo y que solo deben ser prescritos por especialistas ya que aún se conoce poco en relación a los genes implicados en el desarrollo de la obesidad.

P: ¿Qué nos puede decir acerca de la cirugía bariátrica en adolescentes y niños?

R: En niños, aún hay mucha controversia sobre las reales indicaciones de los procedimientos quirúrgicos en el tratamiento de la obesidad mórbida. En general la cirugía bariátrica se refiere a varios procedimientos diseñados para restringir la ingestión de alimentos y/o disminuir la absorción de nutrientes. Generalmente en niños y adolescentes se realiza por vía laparoscópica en casos de Índice de Masa Corporal (IMC) mayor o igual a 50, o mayor a 40 si además existe una patología asociada o riesgo de sufrir complicaciones endócrinas, cardiovasculares, pulmonares, ortopédicas, psicosociales y otras, asociadas con el peso excesivo, muchas de las cuales persisten hasta la vida adulta.

En los púberes es controversial, debido al crecimiento y desarrollo, la maduración neuroendocrina y esquelética, el desarrollo sexual y la madurez psicológica. Existe potencial para complicaciones crónicas desconocidas a la fecha, aunque se asume que la pérdida controlada de peso no debería llevar a algún cambio en el crecimiento y maduración normales. El crecimiento y desarrollo normales pueden ser afectados por una rápida pérdida de peso o por deficiencias nutrimentales inducidas por la cirugía así como por el exceso severo de peso.

Las operaciones más comunes para adolescentes son la banda gástrica ajustable laparoscópica (LAGB, por sus siglas en inglés) y la derivación gástrica en Y de Roux (RYGB, por sus siglas en inglés).

Existen estudios que señalan que algunos adolescentes obesos se verían beneficiados por una cirugía. Pero en la literatura no hay notificaciones de cirugía bariátrica en niños menores de once años. Es complicado pensar en la posibilidad de establecer una mala absorción en un niño que se encuentra en crecimiento, por lo que en general hay consenso sobre el hecho de que estos procedimientos deberían realizarse en niños que hayan completado su desarrollo óseo en al menos un 90%. Hace falta una evaluación y seguimiento médico conservador de un grupo pediátrico multidisciplinario, por lo menos durante seis meses y, una vez tomada la decisión quirúrgica, contar con el paciente motivado, entendiendo el procedimiento y con respaldo familiar y psicosocial satisfactorio.

¡Ponlo en práctica! Sigue estos consejos...

➤ Desayuna siempre con tus hijos.

➤ Involucra a tus hijos en las compras de los alimentos mirando detenidamente cada etiqueta.

➤ Asígnales a tus hijos mínimo una tarea en la organización de este nuevo estilo de vida.

➤ Envíales mensajes de texto motivadores de los logros obtenidos.

➤ Envíales fotos de alimentos saludables a su correo electrónico, su celular y, si son pequeños, colócaselos en su mesita de trabajo.

➤ Tú debes hacer de la comida momentos agradables: prende velas para la cena, pon música suave.

CAPÍTULO 3

Motivar y guiar el cambio

HISTORIAS DE VIDA:
Salud en casa y "veneno" en la calle

Mi nombre es Juan, tengo cuarenta y cuatro años de edad, mido 6 pies, 10 pulgadas de altura y he llegado a pesar más de 350 libras. Nací y crecí dentro de una generación transicional en cuestión de hábitos alimenticios. Es decir, en mi seno familiar se dio una dieta relativamente sana. Y en otras partes empezamos a pervertir los principios asimilados en casa, para dar paso a la ancha autopista de la comida grasosa, azucarada, harinosa y salada.

Pero, y ahí salió el negrito en el arroz, en la calle empezaba a consumir, desde mi primera juventud, la que después conoceríamos como "comida chatarra". ¿Qué tal, ah? Comiendo sano en casa y degustando "veneno" y porquerías en la calle. El sólo comentario se me hace tan poco consecuente, que hasta vergüenza siento.

Las nefastas consecuencias, claro, fueron transformar al joven esbelto en un muchacho más bien fortachón a punto de cruzar la delgada línea de entre estar "cuajado" y pasar a tener sobrepeso, o sea, volverse gordo, así a secas. Empecé a inflarme hasta llegar a estar a punto de estallar, al extremo de temer que fuera desesperadamente improbable retomar la senda de la comida sana y volver al peso ideal y adecuado. En veinte años he ejecutado no sé ya cuántas dietas; he bajado y subido de peso otras tantas veces; no han faltado los "medicamentos", dizque para quemar grasa, bajar el colesterol o quitar de plano el hambre; pero en términos generales he estado más tiempo gordo que como era antes.

Tengo sentimientos encontrados respecto a mi persona. Me odio y me quiero un día, para al siguiente sentir una inmensa

49

compasión conmigo mismo. Lo que no quiero ser, soy. Pienso que la abulia me invade. Le pido a Dios que me dé fuerza de voluntad para lo que debo hacer. Retornar a los buenos hábitos de salud y de alimentación, que algún día tuve y espero volver a tener.

Esa es mi agridulce historia sobre la visita que me hizo el sobrepeso para casi quedarse del todo en la sagrada morada que es el cuerpo que Dios me prestó y algún día devolveré y tendré que rendir cuentas de lo que hice con él.

Atentamente,

—Juan

RECONÓCELE A TU HIJO LOS CAMBIOS LOGRADOS

Cuando estés en el proceso de cambio con tus hijos, por cualquier avance que ellos hagan, por pequeño que sea, dales una felicitación, un fuerte abrazo. Diles, "¡lo lograste!" Estos cambios pueden ser: haberse comido una verdura, una fruta, probar nuevos alimentos o dejar a un lado un paquete de galletas dulces.

Los cambios que tu hijo va a realizar se verán cuando él logre una relación exitosa con la comida. Esto sucede cuando él aprende desde pequeño a entender su cuerpo y sobre todo a escucharlo. Cuando se da cuenta de cuándo su cuerpo está satisfecho, aprende a no consumir calorías de más. Motívalo para que aprenda este hábito; enséñale que la sensación de llenura llega al cerebro unos minutos después de ingerir los alimentos, que hay que comer despacio y que una vez que se sienta satisfecho, no hace falta que coma más.

Es bueno también que le expreses tu reconocimiento cuando cumpla con comer sus meriendas saludables a lo largo del día, para así cumplir con la idea de comer cada dos o tres horas.

Pero es importante también entender que los reconocimientos no deben traducirse a más comida o comida poco saludable como premio. Yo he vivido en persona el hecho de ver la comida como un reconocimiento. Mi mami se casó por segunda vez. Mi padrastro era un hombre muy grande que disfrutaba mucho con la comida. Mis hermanos mayores se habían ido de la ciudad a la universidad. Mi hermana menor y yo quedamos en casa con ellos y nuestra vida giraba alrededor de la comida. Una de las formas en que yo sentía reconocimiento por parte de mi padrastro, era cuando yo comía todo lo que me servían. Él sentía una gran satisfacción cuando repetíamos la ración mi hermana menor y yo. Esto no era un buen hábito ya que, a pesar de que nos alimentábamos saludablemente, comíamos en exceso. El probar platos nuevos, el repetir una y otra vez, el exceso de proteínas y carbohidratos, hacían que nosotras aumentáramos de peso lentamente. Éramos muy jóvenes y ya empezábamos a luchar contra el sobrepeso.

Mi mami fue muy cuidadosa en que se prepararan alimentos naturales pero las porciones tan grandes hicieron que este hábito quedara en nosotras. Afortunadamente, también me aferré a ese otro hábito, el de los alimentos naturales.

LA COMIDA CHATARRA Y TU HIJO

La lucha para erradicar este flagelo que está acabando con la salud de nuestros hijos está en tus manos. No dejes que la responsabilidad de la alimentación saludable de tu hijo caiga en manos de las grandes compañías de alimentos procesados que, con campañas de publicidad tentadoras para los niños, están influenciando todos los días el paladar de tus hijos. Siempre le inculqué a mi hija que no todo lo que se ve en televisión o en Internet es cierto. Ella debía formar su propio criterio con el conocimiento de todos los días que yo le daba cuando era niña. Y es ahí donde deseo poner el énfasis ya que *el que tiene el conocimiento es el que tiene el poder para tomar decisiones inteligentes.*

¿Sabías que los comerciales de televisión incitan a comer "chatarra", ya que se presenta una comida rápida apetitosa, un cereal colorido, todo tipo de meriendas tentadoras, bebidas y golosinas que contienen altos niveles de azúcar y grasa?

Las compañías de alimentos no están interesadas en dejar de ganar dinero para que tu estés saludable. ¡Hasta me animaría a decir que dudo que alguno de los dueños de estos emporios coma la comida que vende! La poca conciencia que tenía cuando tenía sobrepeso, a pesar de contar con el conocimiento apropiado, llegó al extremo de tener hábitos como el de usar la comida chatarra como una manera de suplir las meriendas que no estaba tomando durante el día.

Vivíamos ya en Estados Unidos, mi hija estaba en un colegio privado y debía recogerla todos los días. Antes de ir a su colegio, paraba en un restaurante de comida rápida y satisfacía mi hambre, que a esa hora era *ataque* de hambre, con una malteada de chocolate y una gigantesca hamburguesa. Sin embargo, cuando mi hija se subía al carro le ofrecía su fruta de merienda que había alistado la noche anterior.

Debemos identificar los momentos en que nuestros hijos pueden tender a comer comida chatarra. Esto puede ocurrir, por ejemplo, cuando no tenemos comida preparada en casa, o cuando dejamos que ellos elijan los alimentos o cuando tienen un ataque de hambre.

Para enfrentar este problema, debes usar los nuevos hábitos alimenticios así como iniciar tu nuevo estilo de vida. ¡Erradica de una vez y para siempre la comida chatarra para tus hijos! Por eso recomiendo empezar con la limpieza de la alacena para no tener tentaciones, ni para ti ni para tus hijos, al alcance de la mano.

Diles a tus hijos que la comida chatarra la van a convertir en comida rápida hecha en casa con ingredientes naturales y saludables. ¡Se van a acabar también los pedidos a domicilio! Prepara la comida con ellos y motívalos para que la comida rápida hecha en casa se vuelva una experiencia positiva para ellos.

Por ejemplo, la pizza la puedes preparar con harina integral, con queso bajo en grasa y con poca sal. La salsa de tomate puedes prepararla en casa también con albahaca, ajo, pimentones y tomates naturales. Puedes agregarle una pechuga de pollo asado cortado en trocitos encima, la metes al horno y ¡listo! De a poco podrás reeducar el paladar de tus hijos para que no necesiten tanta sal y azúcar en sus comidas.

PLAN DE ACCIÓN

En esta nueva aventura que estás emprendiendo se necesita disciplina, planificación y perseverancia, pero una vez que logras tener todo en orden vas a decir… ¿por qué no lo hice antes? Tienes que organizarte para lograr con mayor rapidez estos cambios. Planificar y estar preparado es una parte importante del éxito con una alimentación saludable.

Selecciona los menús que vas a preparar y crea una lista con los ingredientes que necesites para llevar contigo al supermercado o al mercado que te quede cerca. Debes elegir si deseas guardar comida preparada para no cocinar entre la semana o preparar los alimentos todos los días. Cuando hagas la lista de lo que vas a preparar ten en cuenta cuáles son los enemigos y amigos de tus hijos ¡Coloca la lista de alimentos en un lugar visible de tu cocina!

Algunos de los enemigos de tus hijos:

➤ alimentos con aditivos
➤ alimentos embutidos
➤ alimentos empacados, procesados
➤ alimentos fritos o con grasa de diferentes formas
➤ azúcar refinada y artificial

➤ bebidas de colores o con sabores artificiales

➤ dulces industriales

➤ grasas saturadas y grasas *trans*

➤ harina blanca

Algunos de los amigos de tus hijos:

➤ agua

➤ carnes rojas y blancas sin grasa

➤ frutas de todos los colores y sabores, dulces y ácidas

➤ granos enteros integrales

➤ huevos orgánicos

➤ leche baja en grasa

➤ mariscos

➤ miel

➤ nueces

➤ pescados

➤ quesos bajos en grasa

➤ semillas

➤ verduras de color verde profundo o de colores fuertes

➤ verduras de hojas pequeñas, hojas largas, hojas rizadas

Un consejo práctico es tener siempre una variedad de alimentos de primera necesidad en la alacena o armario, congelador o nevera. De esta manera la comida se puede preparar sin importar el poco tiempo que tengas.

Cuando trabajaba jornadas largas, opté por cocinar un día del fin de semana para hacer salsas y platos que requieren una mayor preparación, y entresemana cada dos días picaba frutas, verduras y preparaba las bolsitas de las meriendas. Además, todos los días preparaba granos enteros como quinua, cebada, trigo, *bulgur*, espelta, amaranto, así como carnes, para que todo estuviera fresco.

Sabía que era un esfuerzo ya que no podía dormir hasta tarde un sábado o un domingo, pero valió la pena. Algo que hacía era dejar la olla del arroz preparando arroz salvaje, quinua o cuscús, con verduras y pollo, o dejaba la olla de cocción lenta con unas lentejas o frijoles con zanahoria. Así, cuando llegaba a casa, la comida ya estaba lista. Solamente picaba unas verduras, las asaba al horno y comíamos fácilmente. Muchas veces hacía más cantidad de comida de platos completos que luego congelaba y dejaba para la semana siguiente.

Es importante estar listos para los ataques de hambre que le dan a tu hijo si aún no tienes la comida preparada. Debes tener a mano opciones como una fruta picada, granola, una crema de verduras, un *hummus* para untarle a una zanahoria, un jugo de frutas natural hecho en casa, unas galletas de avena y canela o un helado de yogur.

Si estás fuera de tu casa mantén las bolsitas con las meriendas saludables o ten una nevera portátil en el carro con frutas y verduras frescas.

Para tener en cuenta: De ti depende la elección del alimento que luego llevarás a tu mesa, y que nutrirá a tu familia.

COCINANDO PARA TU FAMILIA Y CON TU FAMILIA

Es importante que establezcas reglas claras y continuidad en estas rutinas para tu familia dándole prioridad a:

➤ comer cada dos o tres horas;
➤ usar las bolsitas de refrigerios;
➤ colocar en el plato de "Mami, no quiero ser obeso" las porciones correspondientes;
➤ tomar mucha agua;
➤ hacer entre 45 y 60 minutos de ejercicio.

Los platos y meriendas que prepares los debes realizar para toda la familia. No permitas que algún miembro quiera que se le preparen alimentos diferentes ya que podrías estar enviando mensajes dobles y los niños manipulan la situación creyendo que eres fácil de convencer.

Cuando yo empecé a introducir más variedad de alimentos nutritivos y saludables a mi dieta diaria, mi hija y mi esposo estaban felices porque yo había mejorado los menús en las comidas diarias y estaba introduciendo alimentos diferentes todos los días. Por supuesto que algunas veces no coincidíamos en los gustos. Para mí una deliciosa torta de espinaca era un placer, pero mi esposo deseaba comer vegetales asados. O algunas veces mi hija hubiera querido una torta de pollo más que la de coliflor con pescado que había preparado. Esto te puede pasar, pero no debes dejar que tu casa se vuelva un restaurante permitiendo que tus hijos y tu familia exijan en una comida la preparación de diferentes platos dependiendo de los gustos.

Debes cocinar una sola comida para todos. Esto lo aprendí de mi mami y recuerdo sus palabras: "¡Hijos, esto no es ni un restaurante ni un hotel; se respetan las horas para comer y se come lo que se prepara!".

Una vez encaminada en mi nuevo estilo de vida, decidí extenderlo a los amigos de mi hija y a mis amistades. Invitaba a los amigos de mi hija o a su novio y hacíamos reuniones para cocinar juntos. Ensayábamos diferentes recetas, con diferentes especias y sabores. Mis amigas me pedían compartir recetas saludables. Hoy en día mantenemos estos intercambios y les doy clases a adolescentes para preparar recetas con alimentos saludables. Lo que más les llama la atención es la gran variedad de granos enteros integrales que no conocían, así como las diferentes formas en que utilizamos las frutas y verduras para salsas dulces y calientes sobre carnes y leguminosas como las lentejas y los garbanzos.

¿Sabías que puedes encontrar carbohidratos en la leche, las frutas, las verduras, los granos enteros y las legumbres?

A la hora de tomar decisiones sobre comidas, hay que saber distinguir entre lo que yo llamo **"comida de mentiras"** y **"comida de verdad"**. Yo llamo "comida de mentiras" a aquella que tiene tantos ingredientes en sus etiquetas que tal vez tú no los comprarías para consumirlos, tales como conservantes, endulzantes, colorantes, aditivos, químicos, con nombres que nunca habías oído. La "comida de verdad" no tiene etiquetas. Así de simple.

Los alimentos procesados se volvieron reyes de la alimentación en nuestra sociedad. Se producen utilizando métodos mecánicos que transforman los ingredientes naturales crudos y los convierten en comida envasada, empacada, envuelta en aluminio, plástico o cartón para que dure más tiempo. Algunos de los ingredientes que se utilizan incluyen glutamato monosódico (MSG, por sus siglas en inglés), colorantes, sabores artificiales, conservantes, aceites hidrogenados y edulcorantes. Recuerda que a estos alimentos se les hace una excesiva publicidad. Se localizan fácilmente en las estanterías centrales de las tiendas y supermercados.

Prefiero comprar alimentos naturales y frescos pero es una realidad que la vida moderna no nos permite muchas veces tener esta opción. Las grandes compañías de alimentos tradicionales ya están tomando algo de conciencia con respecto a este tema, así como nuevas compañías que están desarrollando alimentos empacados sanos. Existen alimentos congelados e incluso en lata que tienen el mismo contenido nutricional que los alimentos frescos. Esto se da, por ejemplo, con las frutas y verduras congeladas, las cuales se congelan apenas se recogen, conservando así gran cantidad de nutrientes que de otra manera se hubieran perdido con el correr de los días.

VISITAR EL SUPERMERCADO CON OTROS OJOS

El supermercado es un gran imán para los sentidos, tan atractivo que puede seducirte y confundirte… ¡como un gran amor!

¿Te ha sucedido que has ido al supermercado a comprar sólo una leche y unas frutas y has salido con varias bolsas de alimentos que no tenías intención de comprar? ¡Misión cumplida! Compraste más de lo que necesitabas. Gastaste más dinero.

Ese es el objetivo del supermercado y de quienes diseñan los envases de los alimentos: ¡convencerte a ti de comprarlos! Es una excelente estrategia, difícil de resistir. Especialmente para los niños, que caminan curiosos y ansiosos entre las góndolas buscando aquellas comidas que han visto en la televisión, o las más coloridas, o las que traen a los personajes de sus historietas favoritas.

Por eso, es importante que tú sepas elegir qué es lo que deseas comprar, qué es lo que realmente necesitas comprar y qué es lo que debes comprar. Es importante que sepas elegir lo mejor para ti y para tu familia. Y eso es lo que aprenderá tu hijo al ir contigo al supermercado. Lleva tu lista de los alimentos del menú de la semana y guíate solo por ella.

Yo aprendí, después de visitar los supermercados con mucha más conciencia, que los alimentos saludables se encontraban alrededor de las góndolas. Es decir, estos no están en la mitad, excepto los granos integrales y las legumbres. Las frutas, las verduras, las carnes y los lácteos se encuentran en los costados. Trata de evitar las góndolas para no caer en la tentación de colocar en el carrito alimentos no saludables.

Cambiar la forma en que caminas en el supermercado es un buen comienzo. En mi mente empecé a ponerle colores, como el semáforo, a las áreas que iba visitando. A mí me encantan los colores porque llegan muy rápido a tu mente y estamos acostumbrados a relacionarlos con elementos, en este caso el semáforo.

El semáforo verde está en la estantería de las frutas, verduras, lácteos, carnes… Está en los costados.

El semáforo rojo esta en la mitad de las góndolas: ¡paquetes, latas, congelados! El semáforo rojo también está donde venden jamones y charcutería en general.

El semáforo amarillo ¡en panadería! Porque aquí hay que comprar solamente panes con granos enteros o integrales, no galletas ni panes de harina blanca.

Cuando visitaba con Lorenza el supermercado jugaba con ella, por ejemplo mostrándole detenidamente los vegetales y pidiéndole que los diferenciara... Pero antes le había enseñado en casa que hay vegetales con hojas como las lechugas (romana, Iceberg, crespa), la espinaca, el repollo verde y morado, la acelga; hay vegetales en forma de flor como la alcachofa, el brócoli, la coliflor; hay vegetales en forma de troncos como los espárragos, los palmitos, el apio; hay vegetales en forma de raíz, o que son raíces, como las zanahorias, los rábanos, la remolacha; y hay vegetales que son frutos porque tienen semillas como los pimientos verdes, rojos, amarillos y naranjas y los tomates de todos los tamaños.

Todos estos juegos le ayudan a tu hijo a establecer una conexión con los alimentos para familiarizarse con la inmensa variedad que existe.

....

Para tener en cuenta: Enséñale a tu hijo sobre todos los tipos de vegetales con sus diferentes formas; yo lo hice con mi hija y le inventé historias con cada uno de los grupos, poniéndoles ojos y orejas a unos y nariz y boca a otros, jugando así con formas y colores variados.

....

Cuando hagas la lista de los alimentos que vas a comprar en el supermercado, es necesario que tengas en claro el tema de las porciones para que puedas hacer la relación por el grupo de alimentos saludables. Quiero compartir este ejercicio que te ayudará de una manera fácil, no solamente a que tu hijo empiece a tener una conexión con su cuerpo, sino a conocer sus porciones.

¡CONECTA A TU HIJO CON SU CUERPO DE NUEVO!

Primero, conéctalo con el estomago. Explícale a tu hijo que el tamaño del estómago de cualquier persona es como el tamaño de su mano cerrada como un puño. O sea que su estómago es más pequeño que el tuyo, realmente pequeño. Como tiene paredes musculares puede crecer, tiene la propiedad de estirarse y estirarse. Es una bolsa que cuando ingieres los alimentos se llena. Si a esa bolsa le introducimos más y más y más comida, la bolsa va a crecer más y más. Entonces, cada vez que coma, le va a pedir que la llene y, si está grande y estirada por sobre su tamaño normal, va a necesitar más alimentos.

Segundo, conéctalo con las señales de su cuerpo; aléjalo de las emociones y los impulsos por la comida. Lo importante es que no lo dejes nunca por periodos prolongados sin comer. Debe sentirse fisiológicamente satisfecho. Reconocer estas etapas del hambre le ayuda a reconocer cuánto y cuándo comer. Parar de comer lo ayuda a tener una mayor conciencia sobre el tamaño de las porciones basado en sus necesidades. Y siempre verifica que no tenga sed.

Tercero, conéctalo con las manos. El tamaño de las manos es una buena guía a la hora de saber de qué tamaño deben ser las porciones. Este ejercicio incluso lo va a motivar a la disciplina. Es muy fácil hacerlo:

- ➤ La palma de la mano es el tamaño de la porción de la proteína.
- ➤ La mano ahuecada es el tamaño de la porción de los carbohidratos.

➤ Las manos unidas, el tamaño de la porción de las frutas y verduras.

➤ Un meñique debe equivaler al tamaño de la porción de las grasas saludables.

Cuarto, conéctalo con la sensación de satisfacción, no de llenura. Para ello debe:

➤ Conocer en qué momento siente hambre.

➤ Tomar agua.

➤ Comer las porciones adecuadas para su tamaño y peso.

➤ Masticar despacio.

➤ Parar cuando se sienta satisfecho, no cuando hay llenura y pesadez.

➤ Evitar comer cuando está lleno.

MAMI, ¡SIGUE UTILIZANDO SUSTITUTOS INTELIGENTES!

A continuación te doy algunos ejemplos de sustituciones que puedes ir introduciendo en la dieta alimenticia de tu familia.

Pasta larga

Usa la mitad de la porción de pasta integral y para la otra utiliza la calabaza espagueti que tiene la misma textura pero es un vegetal. Agrega salsa de tomate hecha en casa con tomates frescos, albahaca, ajo, pimentón, queso bajo en grasa, tiritas de col rizada (*kale*) y albóndigas de pollo.

Sal

El ajo y la cebolla larga picada finamente son buenos sustitutos, así como las hierbas tales como el orégano, el laurel, la albahaca, el tomillo y el comino. Otra opción: un chorrito de jugo de limón.

Azúcar

Estos sustitutos los puedes usar en pequeñas porciones y funcionan muy bien: vainilla, canela, jengibre, nuez moscada.

Helado

Utiliza yogur griego bajo en grasa o sin grasa, sin azúcar. Haz un puré de fruta con papaya (fruta bomba) o fresas en puré o un banano, mézclalo con el yogur y congela en porciones individuales.

Hamburguesas

Sustituye el pan blanco por Ezequiel o pan integral, mostaza hecha en casa con un poquito de miel, carne de pavo sin piel a la parrilla, unas hojas de lechuga y rábanos al horno en rodajas.

Malteadas

Utiliza leche baja en grasa, yogur sin azúcar, vainilla y fruta picada con hielo. Poner todo esto en la licuadora y añadir un poco de espinaca.

¡CON LUPA AL SUPERMERCADO PARA LOS ALIMENTOS PROCESADOS!

Aprender a leer una etiqueta en un envase de alimento y ser detallista al hacerlo te permitirá entender, comparar y ahorrar dinero así como tomar decisiones informadas sobre los alimentos que vas a comprar. Las etiquetas son la fuente de información que te aporta los elementos que necesitas para escoger los alimentos que vas a llevar a la mesa de tu casa, para nutrir a tus hijos, a tu familia y a tus amistades. ¡Entre más información tengas, mejores elecciones podrás hacer!

Una vez que termines de leer cómo hacerlo, vuélvete detective de lo que compras en el supermercado o tienda de alimentos. Empieza a hacer el ejercicio con los productos que te quedaron en la alacena, revisa todo con esta información que te estoy suministrando y toma decisiones inteligentes para nutrir a tu familia.

Existe una agencia en Estados Unidos que se llama Food and Drug Administration (FDA) o Agencia de Alimentos y Medicamentos. Bajo la regulación de esta agencia, es obligatorio que los alimentos procesados lleven una etiqueta que contenga la información básica de lo que contiene el alimento que está en el empaque.

Cuando estés en un supermercado haciendo las compras de tus alimentos, debes tener la costumbre de detenerte y leer la etiqueta antes de poner el producto en el carrito de compras. A veces las etiquetas presentan datos aparentemente difíciles de comprender pero la única manera de llegar a entenderlas es comenzar con la lectura, ya que de esa forma se logra un adecuado entrenamiento.

La información, en general, especifica la cantidad exacta de calorías, grasas, colesterol, carbohidratos, azúcares, fibra, proteínas, sodio y más. Esta información suele darse por porción de alimento o por 100 gramos.

Para entender el contenido de las etiquetas, vamos a hacer varios ejercicios. Empecemos con la etiqueta de Avena que se muestra a continuación. La etiqueta te va a dar la información nutricional, la cantidad de algunos nutrientes y la proporción que aportan a tu cuerpo en relación con las necesidades diarias de calorías basadas en una dieta de 2.000 calorías diarias. Las 2.000 calorías son un parámetro que se usa en estas etiquetas, pues casi todos los seres humanos adultos debemos consumir, en promedio, esa cantidad. Posiblemente, cada uno de nosotros tenga necesidades diferentes según su edad, peso, sexo y actividad, pero se establece una cantidad promedio en la etiqueta que es indicativa.

La primera información que vemos en la etiqueta es el tamaño de la porción. En este ejemplo es de 30 gramos.

AVENA: DATOS NUTRICIONALES		
Tamaño de la porción	30 g.	Avena
Cantidades por porción		% del valor diario
Calorías	117	
Grasa total	20,1 g	3%
Grasa saturada	0,4 g	2%
Colesterol	0 mg	0%
Sodio	1 mg	0%
Carbohidratos	19,9 g	7%
Fibra	3,2 g	13%
Azúcar	0 g	
Proteína	5,1 g	
Calcio	16,2 mg	
Potasio	128,7 mg	

Los porcentajes de valor diario están basados en una dieta de 2.000 calorías diarias. El valor puede variar según sus necesidades. Estos valores son recomendados oficialmente.

A continuación encontrarás una descripción de la información más relevante de esa porción:

➤ *Cantidad de calorías que contiene por porción.* En este caso son 117 calorías (o kilocalorías).

➤ *Cantidad de grasa, total y saturada.* Esta información tiene un par de datos muy relevantes. Por un lado, encontramos la cantidad, pero fundamentalmente encontramos el porcentaje de ese componente en relación a lo que debemos consumir de manera diaria, cuando tenemos una dieta de 2.000 calorías.

➤ *Colesterol y sodio.* En el caso de la avena, estos indicativos son bajos. Esto era de esperar en un alimento como la avena, pero debes ver en otros alimentos.

➤ *Componente de carbohidratos.* Es de apenas 19,9 gramos, que equivale al 7% de lo requerido al día.

➤ *Componente de fibra.* Es de 3,2 gramos, un importante 13% de lo requerido diariamente.

Leer así las etiquetas, con atención, nos hace más conscientes de las cantidades de *nutrientes* que ingerimos. Así lograremos tener un mayor control y no excedernos, o tener deficiencias, en las cantidades.

Veamos otro ejemplo de un alimento que quizás tú y tu familia consumen con frecuencia: el helado. Si miramos con cuidado las etiquetas, veremos que no todos los helados son iguales. La Asociación Dietética Americana diferencia claramente la denominación de los helados según su cantidad de grasa como:

➤ Helado *reduced fat (2%),* que tiene por lo menos 25% menos grasa que un helado común.

➤ Helado *low-fat (1%),* que tiene 3 gramos o menos de grasa por porción.

➤ Helado *fat-free* que tiene menos de 0,5 gramos de grasa por porción.

Hagamos otro ejercicio, pero esta vez comparativo. Tenemos dos etiquetas de cereal, uno llamado Maíz A y el otro Maíz B. Busca el detalle de cada uno de los indicadores que mencionamos en el ejemplo anterior y empieza a evaluar las diferencias. Notarás que hay varios indicadores muy parecidos.

Datos nutricionales		
Porción	127 g	**Maíz A**
Cantidades por porción		**% del valor diario**
Calorías	100	
Grasa total	0.5 g	3%
Grasa saturada	0 g	2%
Colesterol	0 mg	0%
Sodio	430 mg	18%
Carbohidratos	22 g	7%
Fibra	1 g	6%
Azúcar	11 g	
Proteína	2 g	
Vitamina A	2%	
Vitamina C	4%	

Los porcentajes de valor diario están basados en una dieta de 2.000 calorías diarias. El valor puede variar según sus necesidades. Estos valores son recomentdados oficialmente.

Datos nutricionales		
Porción	121 g	**Maíz B**
Cantidades por porción		**% del valor diario**
Calorías	80	
Grasa total	0.5 g	3%
Grasa saturada	0 g	2%
Colesterol	0 mg	0%
Sodio	180 mg	8%
Carbohidratos	17 g	6%
Fibra	2 g	7%
Azúcar	4 g	
Proteína	2 g	
Vitamina A	0%	
Vitamina C	4%	

Los porcentajes de valor diario están basados en una dieta de 2.000 calorías diarias. El valor puede variar según sus necesidades. Estos valores son recomentdados oficialmente.

Si hiciste una comparación detenidamente, habrás notado que:

➤ El tamaño de la porción es casi igual, las calorías también.

➤ Las grasas y el colesterol son exactos.

➤ Nota la inmensa diferencia en el sodio y en el azúcar. El Maíz A tiene 430 miligramos de sodio en una porción, lo que equivale al 18% del consumo diario requerido, mientras que el Maíz B solo tiene el 8% del porcentaje diario requerido.

➤ Nota la diferencia en las vitaminas.

Todos estos son los datos que te deben servir para llegar a conclusiones sobre lo que debes evaluar al consumir cada producto.

LAS FECHAS DE VENCIMIENTO

Al comprar tus productos, fíjate bien en las leyendas en los envases referidas a las fechas de fabricación, envasado y vencimiento. No olvides que estas fechas se refieren a la calidad y frescura de los alimentos.

Algunos datos que verás en los envases, relacionados con el vencimiento de los alimentos:

SELL BY – Es el último día que puede ser vendido ese producto.

PACK DATE – El día en que la comida fue manufacturada, procesada o empacada.

BEST IF USED BY – Es la última fecha en que se recomienda consumir este alimento.

ETIQUETAS DE ALIMENTOS ORGÁNICOS

A medida que se han introducido los alimentos orgánicos en el mercado, se han desarrollado regulaciones, verificaciones y estándares generales para aprobar a través del programa orgánico nacional de Estados Unidos. Este es quien otorga el sello de *USDA Organic*.

Esto quiere decir que existen diferentes tipos de etiquetas orgánicas. La Academia de Nutrición y Dietética (Academy of Nutrition and Dietetics) los describe así:

➤ 100% ORGÁNICO: el producto solamente tiene ingredientes producidos orgánicamente excepto por la sal y el agua.
➤ ORGÁNICO: el 95% de los ingredientes son orgánicos, y el 5% restante está compuesto por ingredientes no aprobados como orgánicos.

➤ *MADE WITH ORGANIC INGREDIENTS*: esta etiqueta indica que por lo menos 70% de los ingredientes son orgánicos. Las comidas procesadas pueden llevar esta etiqueta, ya que los ingredientes que ellos usan no se identifican en la lista de comidas orgánicas.

> **¿Sabías que** los números que están en las calcomanías que ves en las frutas y verduras tienen un significado importante? Estos números te dicen cómo fueron cultivados estos alimentos.

Las frutas y verduras tienen un indicador muy útil. Si te fijas en la pequeña etiqueta que se encuentra pegada al alimento, verás una serie de números. Estos número son muy importantes si tienes en cuenta lo siguiente:

➤ Si el primer número es un 3 o un 4, ese alimento ha sido cultivado convencionalmente.
➤ Si el primer número es un 9, el alimento es orgánico.
➤ Si el primer número es un 8, ese alimento ha sido genéticamente modificado (OGM, Organismo Genéticamente Modificado; o GMO, por sus siglas en inglés).

Pongamos como ejemplo una manzana:

Cultivada convencionalmente (3 o 4). La manzana creció en una tierra donde utilizaron pesticidas y químicos sintéticos para que creciera mas rápidamente, y en consecuencia fueron absorbidos por la manzana.

Orgánica (9). La manzana creció en la tierra naturalmente, con agua y abonos naturales.

Modificada genéticamente (8). Los OGM son plantas o animales creados a través de las técnicas de empalme de genes de la biotecnología (también llamada ingeniería genética o GE, por sus siglas en inglés). Esta tecnología experimental fusiona ADN de diferentes especies, logrando así la creación de combinaciones inestables de plantas, animales, genes bacterianos y virales que no pueden ocurrir en la naturaleza o en cruzamiento tradicional. O sea que esta manzana fue hecha en un laboratorio con un proceso genético trasformado por genes de otras especies.

Vale la pena notar que ya muchos alimentos empacados o envasados tienen una etiqueta que dice: *GMO-Free, Non-GMO* o *No GMO*; obsérvalo cuando vayas al supermercado.

¡Ponlo en práctica! Sigue estos consejos...

➤ Usa cupones, lee el periódico local o busca en Internet. Puedes obtener más por menos visitando grandes tiendas de abarrotes.

➤ Cuando tus hijos tengan ganas de comer algo dulce, pásales rápidamente una fruta, semillas o nueces.

➤ Enséñales a tus hijos los buenos modales en la mesa, como no hacer ruido mientras se come, no hablar con la boca llena y comer muy despacio. Esto ayuda a que empiecen a tener conexiones con su cuerpo al comer.

➤ Cultiva tus propios alimentos si tienes espacio en tu casa. ¡Es divertido! Siembra albahaca, perejil, tomates, cilantro y tomillo en macetas pequeñas.

➤ No consumas alimentos genéticamente modificados.

CAPÍTULO 4

Mi hijo y la obesidad

HISTORIAS DE VIDA:
Mi diabetes infantil,
mi obesidad

Me diagnosticaron diabetes infantil causada por sobrepeso. No sabía comer… ¡yo creía que sí! Estoy recluido en la cama de un hospital, desde donde escribo esta carta para desahogarme un poco y distraer el dolor que me consume por esta enfermedad descubierta por mi médico hace muy poco tiempo calificada como una diabetes.

Soy Pedro y tengo diez años. Yo era una persona como cualquier otro niño de mi edad. Cumplía con mis tareas del colegio, jugaba en los descansos y en mi casa con mi trencito eléctrico, mis soldaditos y mi balón de fútbol que es tan especial para mí porque está autografiado por un jugador famoso. Por eso lo cuido y siempre lo mantengo muy limpio. Tengo un hermano de catorce años y una hermanita de siete. Ellos hasta hoy con buena salud.

Mi contextura era de un gordito juguetón y muy comelón. Llegaba del colegio con mucha hambre y comía de todo. Mis padres decían que era por mi edad y me acuerdo que no me estaba quieto un instante. Un día al levantarme sentí un poco de dolor de cabeza y veía todo muy oscuro. A tal punto que no pude ir al colegio. Mi madre pensó que era algo pasajero y me cuidó mucho todo el día. Pero en vez de aliviarme, empecé a sentir dolor en todo el cuerpo. Me llevaron al médico y me dio unas pastillas. Me fui para el colegio, pero cada día me sentía peor. Volvimos al médico y me mandó a un laboratorio donde me pincharon mucho en mis brazos con una aguja. Al tercer día el médico llamó a mis padres. Les dijo que me habían diagnosticado diabetes que, según dijo, en los niños es más peligrosa que en los adultos. Les dijo a mis padres que me llevaran inmediatamente al hospital, porque el tratamiento no se podía hacer esperar.

Por eso me encuentro aquí muy aburrido. Mis padres y mis hermanos vienen muchas veces; mi madre querría estar conmigo día y noche, pero tiene muchas ocupaciones y yo la entiendo perfectamente. Pero me consiguió una enfermera que es como mi ángel de la guarda. No me desampara ni un instante. Ahora la tengo sentada frente a mí porque le dije que necesitaba escribir. Guarda silencio y solamente me mira. Se me viene a la mente la diabetes de mi abuelo porque fue muy dura. Le amputaron su pierna derecha, y yo le decía que mi soldado mayor había perdido su pierna en la guerra. Y él se reía muy triste y ahora lo comprendo porque yo también miro a mí alrededor y en vez de trencitos, soldaditos y balón veo unas paredes blancas y muy frías. Al abrir la puerta, hay un corredor inmenso lleno de gente vestida de verde, blanco o azul, apurados porque van a salvar muchas vidas. A mi lado mi ángel de la guarda esperando pacientemente. Yo espero un nuevo amanecer lleno de luz y esperanza. Este olor a hospital me fastidia mucho y pido a Dios "no me vaya a cortar la pierna como a mi abuelo," porque sufriría mucho tener que ir al colegio así. El hambre se me ha quitado; como poquito pero bebo mucha agua. Pues a toda hora estoy con sed…

—Pedro

Mantener el peso adecuado es cuestión de balance. La energía que ingieres con tus alimentos y bebidas debería ser equivalente a la energía que quemas. Si ingieres cien calorías más al día de las que quemas, posiblemente se aumente cerca de una libra al mes.

La energía se usa fundamentalmente para mantener las funciones vitales (metabolismo basal), que incluyen funciones como la respiración, el latir del corazón, la asimilación de alimentos, la mantención de la temperatura corporal, la energía utilizada durante el movimiento y las funciones cerebrales.

CALORÍAS EN SU JUSTA MEDIDA

¿Por qué es importante el balance de energía? Porque la energía que incorporas y no usas se guarda dentro de células grasas (adipocitos) que se acumulan en el cuerpo, como una reserva para uso futuro. Así, tu cuerpo o el de tu hijo, se llena de grasa acumulada.

Te quiero insistir en este punto ya que la relación amigable con la comida y la comunicación entre cuerpo y mente deben realizarse y las deben adoptar tus hijos. Si tu hijo consume más calorías de las que usa, ya que come mucho, o come alimentos de mala calidad y/o hace poca actividad física, su cuerpo formará muchas células grasas, aumentará de peso y podría llegar al sobrepeso.

¿Sabías que una lata de 12 onzas de soda contiene cerca de 155 calorías y 10 cucharadas de azúcar?

Como puedes ver en la tabla a continuación, "Calorías estimadas por día, por edad, por género y nivel de actividad", se puede establecer un valor promedio de calorías diarias que necesita una persona. Aunque se sabe que cada individuo es diferente, las tablas que diseñan los especialistas son una referencia importante y seria.

CALORÍAS ESTIMADAS POR DÍA, POR EDAD, POR GÉNERO Y NIVEL DE ACTIVIDAD		
VARONES		
EDAD	**NIVEL DE ACTIVIDAD**	
	Sedentario	Moderadamente activo	Activo
2–3	1.000–1.200	1.000–1.400	1.000–1.400
4–8	1.200–1.400	1.400–1.600	1.600–2.000
9–13	1.600–2.000	1.800–2.200	2.000–2.600
14–18	2.000–2.400	2.400–2.800	2.800–3.200
MUJERES		
EDAD	**NIVEL DE ACTIVIDAD**	
	Sedentaria	Moderadamente activa	Activa
2–3	1.000–1.200	1.000–1.400	1.000–1.400
4–8	1.200–1.400	1.400–1.600	1.400–1.800
9–13	1.400–1.600	1.600–2.000	1.800–2.200
14–18	1.800	2.000	2.400

Niveles de calorías basados en el informe del Centro para Políticas y Promoción de la Nutrición del Departamento de Agricultura de los Estados Unidos (U.S. Department of Agriculture Center for Nutrition Policy and Promotion).

Otro dato interesante para tener en cuenta es cómo se reparte la ingesta de calorías a lo largo del día. Es decir, no todas las comidas del día requieren de las mismas calorías. Una opción es distribuir la ingesta de calorías en cinco tomas: 20% en el desayuno, 10–15% en la merienda de la mañana, 25–35% en la comida o almuerzo, 10–15% en la merienda de la tarde y un 25% en la cena, como se muestra en la gráfica siguiente.

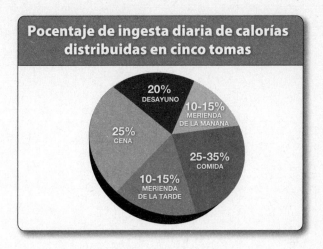

Para ayudarte a planificar tu dieta y la de tus hijos de acuerdo con las calorías que necesitan, te doy aquí mismo unas tablas que te indican la cantidad aproximada de calorías que tienen algunos alimentos:

CATEGORÍA DE COMIDA RÁPIDA	CALORÍAS
Hamburguesa	857
Emparedado	734
Pollo frito	821
Pizza	788
Taco	900
Combo de emparedado, papas fritas y refresco	1.200
Ensalada con aderezo	480
Nuggets fritos de pollo	385

Fuente: T. Dumanosvky, C. A. Nonas, C. Y. Huang, L. D. Silver y M. T. Bassett. "What people buy from fast-food restaurants: caloric content and menu item selection". *Obesity (Silver Spring)* (2009) 17 (7)1369–1374.

VERDURAS	CALORÍAS POR TAZA
Brócoli cocido	50
Col o repollo cocido	30
Zanahoria cocida	70
Coliflor cocida	35
Pepinos crudos	10
Berenjena cocida	35
Col rizada cocida	40
Lechuga cruda	10
Cebolla	64
Pimentón rojo cocido	24
Espinaca cruda	20
Calabacín cocido	36
Tomate	35
Berro crudo	6
Calabacín cocido	26

FRUTAS	CALORÍAS POR PORCIÓN
Manzana (mediana)	90
Fresas o frutilla (una taza)	50
Cerezas (ocho frutas)	40
Arándano (una taza)	40
Melón amarillo tipo Cantalupo o de Castilla (mediano)	125
Melón rojo, patilla o sandía (una sección gruesa)	50
Naranja (mediana)	70
Toronja (mitad de una mediana)	50
Limón	20
Lima	20
Melocotón o durazno (mediano)	50
Ciruela (mediana)	45

Fuente: USDA Nutrient Data Laboratory, http://ndb.nal.usda.gov

¿CÓMO SABES SI TU HIJO ESTÁ EN EL PESO CORRECTO?

La primera recomendación que te hago es que vayas con tu hijo a ver un médico especialista para tener un diagnóstico más acertado. Sin embargo, el sobrepeso, la obesidad o el peso normal se miden en primera instancia por el IMC, o Índice de Masa Corporal (BMI, por sus siglas en inglés). El IMC se calcula de la siguiente manera:

IMC = Peso en kg / talla en metros al cuadrado

Se puede calcular también utilizando libras y pulgadas, multiplicando el total por 703.

IMC = (Peso en lb / talla en pulgadas al cuadrado) x 703

La médico pediatra, Dra. Noguera, lo explica de la siguiente manera:

Según el CDC (Centers for Disease Control and Prevention) el IMC es un número calculado a partir del peso y la altura de un individuo. Se utiliza como una herramienta de detección de los posibles problemas de peso en niños y adultos. El CDC y la Academia Americana de Pediatría (AAP) recomiendan el uso del IMC para identificar el sobrepeso y la obesidad en niños a partir de los dos años de edad.

El IMC para los niños y adolescentes debe ser evaluado a través de curvas diferentes según el sexo, teniendo en cuenta que la cantidad de grasa corporal es diferente entre niños y niñas (ver la Tabla A para niñas y la Tabla B para niños).

TABLA A

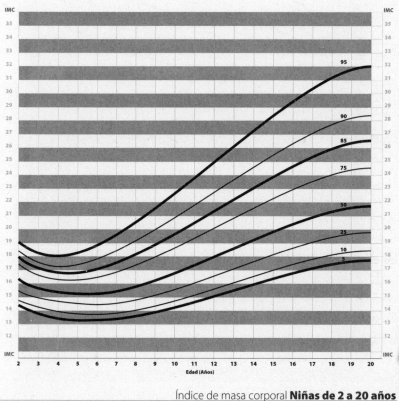

Índice de masa corporal **Niñas de 2 a 20 años**

FUENTE: Desarrollado por el Centro Nacional de Estadísticas de Salud en colaboración con el Centro Nacional para la Prevención de Enfermedades Crónicas y Promoción de la Salud (2000) www.cdc.gov/growthcharts

TABLA B

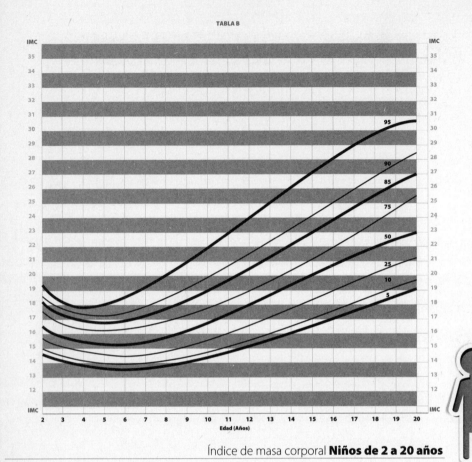

Índice de masa corporal **Niños de 2 a 20 años**

FUENTE: Desarrollado por el Centro Nacional de Estadísticas de Salud en colaboración con el Centro Nacional para la Prevención de Enfermedades Crónicas y Promoción de la Salud (2000) www.cdc.gov/growthcharts

En cada una de las tablas se debe identificar la edad de los(as) niños(as) en años en la parte inferior (horizontal) y a la derecha o izquierda (vertical) el respectivo IMC, ya calculado por la fórmula antes explicada, determinando así en qué percentil se encuentra localizado. El siguiente recuadro muestra las diferentes categorías de peso utilizadas con niños y adolescentes (bajo peso, peso saludable, sobrepeso y obesidad).

Categorías de peso en niños y adolescentes	Rango de Percentil
Bajo peso	Por debajo del P5
Peso saludable	A partir del P5 y por debajo del P85
Sobrepeso	A partir del P85 y por debajo del P95
Obeso	Igual o mayor al P95

En adultos utilizamos rangos de IMC para determinar el estado nutricional. Los rangos de peso saludable no se pueden proporcionar a los niños y adolescentes porque los rangos de peso saludable cambian con cada mes de edad para cada sexo y cambian a medida que aumenta la altura.

Categorías de peso en adultos	IMC
Bajo peso	< 18,5
Peso normal	18,5–24,9
Sobrepeso	25–29,9
Obesidad grado I	30–34,9
Obesidad grado II	35–39,9
Obesidad grado III	≥40

Sin embargo, el IMC no es una herramienta de diagnóstico definitivo. Es necesario evaluar si el IMC elevado corresponde a exceso de grasa y si esto es realmente un riesgo para la salud de los niños y adolescentes. Es necesaria la participación de un profesional de la salud capacitado para evaluar de forma más objetiva a través de la historia clínica, historia familiar, análisis de hábitos de alimentación y actividad física, así como examen clínico del niño que podrían incluir mediciones de espesor de los pliegues cutáneos y exámenes más específicos.

Estos son ejemplos de cómo medir el IMC y determinar en qué categoría de peso se encuentra tu hijo:

➤ *Larry es un niño de tres años de edad, pesa 20 kg y mide 1,04 m. Su IMC: $20/1,04^2 = 18,49$. Su IMC se encuentra por encima del P95, lo que determinaría un IMC compatible con Obesidad (ver el ejemplo en la Tabla B).*

➤ *Andrea es una niña de cinco años, pesa 35 lb y mide 39 pulgadas. Su IMC: $35/39^2$ x 703 =16,17. Su IMC está entre el P5 y P85, lo que determinaría un IMC compatible con peso saludable (ver el ejemplo en la Tabla A).*

Para tener en cuenta: El nuevo Patrón Internacional de Crecimiento Infantil referido a los lactantes y niños pequeños difundido en abril de 2006 por la Organización Mundial de la Salud (OMS) confirma que todos los niños, nacidos en cualquier parte del mundo y que reciban una atención óptima desde el comienzo de sus vidas, tienen el potencial de desarrollarse en la misma gama de tallas y pesos.

El nuevo patrón demuestra que las diferencias en el crecimiento infantil hasta los cinco años dependen más de la nutrición, las prácticas de alimentación, el medio ambiente y la atención sanitaria que de los factores genéticos o étnicos.

MI HIJO Y EL SOBREPESO

La obesidad está considerada uno de los trastornos nutricionales más habituales en los países desarrollados. Aunque la obesidad se define como el exceso de tejido graso, en los niños los depósitos grasos se encuentran mayoritariamente bajo la piel, mientras que en adolescentes y adultos se forman depósitos grasos en el interior del abdomen.

Se estima que alrededor del 95% de niños obesos presenta "obesidad nutricional" a consecuencia de una ingesta excesiva de energía y un reducido gasto calórico. El resto de los niños obesos (5%), sufre de la denominada "obesidad orgánica", asociada frecuentemente a diferentes patologías que pueden ser de origen hormonal, inmunológico o genético entre otros.

A partir de los seis años se observa mayor prevalencia de obesidad en niños y adolescentes en cuya dieta se incluye una ingesta de grasa superior al 40%. También se ha observado que, a partir de los catorce años, los varones incrementan el consumo de alimentos ricos en azúcar, como dulces y sodas.

Además, el desarrollo de la obesidad se relaciona con el tiempo dedicado a actividades sedentarias como ver la televisión, usar la computadora, jugar videojuegos y la ausencia de actividad física. En este sentido, los niños que dedican más tiempo a este tipo de actividades sedentarias presentan una mayor prevalencia de obesidad. Por otra parte, aparece menor obesidad en niños que consumen más frutas y verduras y aquellos que ingieren un desayuno más completo.

Nunca olvides que la obesidad es algo que tu hijo llevará consigo por el resto de su vida si no se maneja a tiempo. Aquí va un ejemplo de cómo podemos ser discriminados por nuestro aspecto físico, y cómo puede afectar esto nuestra vida adulta (en este caso, en especial las mujeres). Según una encuesta realizada por el Instituto Médico Europeo de la Obesidad (IMEO), a la hora de la inserción laboral, se sienten más discriminadas las mujeres por su aspecto físico que los hombres. Los resultados muestran que el 100% de las representantes del sexo femenino que presentan problemas de obesidad indican haber experimentado este tipo de rechazo social en el ámbito del trabajo, frente tan solo un 36% de los representantes del sexo masculino. Sobre todo son las mujeres obesas las que tienen un gran problema a la hora de encontrar trabajo.

EL *BULLYING* O ACOSO ESCOLAR

En los últimos años se escucha hablar cada vez más del fenómeno del *bullying* (en inglés) o acoso escolar (también conocido como hostigamiento escolar, "matonaje" escolar o matoneo escolar).

Los "motivos" del acoso pueden ser diferentes y suelen estar dirigidos a niños o jóvenes pasivos, fáciles de intimidar o con pocos amigos. Las víctimas también pueden ser más pequeñas o más jóvenes y consecuentemente tienen más dificultades para defenderse. La obesidad y el aspecto físico también suelen ser causa de hostigamiento.

La intimidación puede ocurrir en los patios, en las cafeterías, baños, en los autobuses escolares, en la entrada de la escuela o a través de redes sociales. Los niños que son intimidados claramente demuestran que el impacto puede interferir en su desarrollo social y emocional y casi siempre en su rendimiento escolar. Incluso se escuchan situaciones de suicidio o intentos de suicidio como causa de la intimidación física o verbal que reciben de sus compañeros.

Si sospechas que tu hijo está intimidando a otros, es importante que busques ayuda para él tan pronto como sea posible. Si sospechas que tu niño puede ser víctima de acoso, pídele que te diga lo que está sucediendo para darle la oportunidad de hablar contigo de una manera abierta y honesta. Hazle saber que no es su culpa y que hizo lo correcto al decirte. También busca la ayuda de la maestra de tu hijo o el consejero de la escuela, y averigua sobre programas que otras escuelas y comunidades han implementado para combatir el hostigamiento.

¿SABES SI TU HIJO TIENE SOBREPESO?

Muchas veces, no solo el sobrepeso es un problema, sino que nosotros como padres le agregamos el hecho de no reconocerlo. Algo que me llamó la atención cuando leí un estudio científico realizado por la

Escuela de Medicina de la Universidad de Maryland, publicado en la revista *Archives of Pediatrics & Adolescent Medicine* en mayo de 2012, fue que el 87% de las madres que tienen niños entre los doce y treinta y dos meses de edad con sobrepeso, fueron menos capaces de percibir con precisión el tamaño del cuerpo de sus hijos. Eso quiere decir que estas madres no tienen una percepción adecuada del tamaño del cuerpo de sus hijos.

Es un mito pensar que tu hijo gordito es más saludable o está más desarrollado. O, peor aún, pensar que está creciendo más rápido. Pero el estudio recién mencionado me hace pensar que aún tenemos estos mitos y no identificamos fácilmente si nuestro hijo está con sobrepeso a pesar de ser tan pequeño. Es por ello que debes tener mucho cuidado con no sobrealimentar a tu hijo.

Te decía que es importante apoyarse en el médico, ya sea un médico de familia, pediatra o nutricionista, llevando a tu hijo a los controles de su crecimiento y desarrollo. El número de visitas dependerá de la edad. En sus primeros años será seguido y después se espaciarán si el niño está sano. Sin embargo, no debes esperar a que el médico te diga si tu hijo tiene sobrepeso o no. Hay signos que tú como madre o padre puedes identificar sobre el riesgo de sobrepeso u obesidad.

Algunos temas a tener en cuenta al observar a tu hijo son:

➤ Si ves que ha subido rápido de peso.
➤ Si tiene celulitis en alguna parte del cuerpo.
➤ Si se le marcan "rollitos" en la cintura.
➤ Si está pasando más de tres horas frente a la televisión o la computadora.
➤ Si tiende a buscar comida como recompensa o consuelo.
➤ Si está pensando en comida permanentemente.
➤ Si constantemente desea alimentos de alta densidad calórica.
➤ Si está consumiendo porciones superiores a las porciones que consumen niños de la misma edad.

OTRO ASPECTO DE LA ALIMENTACIÓN: EL TRABAJO DEL INTESTINO

He hablado de la importancia de lo que se come y es inevitable no hablar de la forma en que eliminamos estos alimentos. Por eso, déjame hacer un paréntesis para tocar este tema. En nuestro caso en particular, cuando mi hija era pequeña establecimos junto con su padre que cuando quería ir al baño nos íbamos a referir a "alertas". Alerta amarilla para el "pi" y alerta café para el "po".

Casi nadie toca estos temas ni en familia ni tampoco en sociedad; muy rara vez se habla de cuánto tiempo uno se demora en el baño, o cómo te fue en el baño. ¡Suena chistoso pero es la verdad! Sin embargo es un tema muy importante para nosotros y nuestros hijos. Es frecuente saber de personas que no pueden evacuar con frecuencia. Yo pasé muchos años con esta incómoda situación, tratando de buscar siempre algo adecuado para mi cuerpo. Hasta que adopté algunas costumbres muy útiles:

1. Comer mucha fibra, especialmente semillas de linaza de la forma más natural, no procesada.

2. Consumir también todos los días una tajada de pan integral con 70% de fibra o avena crocante. Esta regularidad ayuda a que la eliminación sea diaria.

3. Establecer una rutina diaria con horario. Así se acabe el mundo al lado de uno hay que dedicarle tiempo a la eliminación. Me costó mucho trabajo establecer esta rutina, pero mi esposo todos los días me decía: "dedícale tiempo, no importa si te demoras una hora en el baño. Hazlo, es normal hacerlo". Ahora le doy la importancia que realmente merece y le doy las gracias.

Las heces tienen forma de "s", por la forma del intestino. Como indicó anteriormente la Dra. Noguera, deben ser blandas y no deben tener ni sangre ni elementos extraños. Cuando vienen en forma de bolitas, o líquidas, también es un llamado de atención y hay que revisar.

No solemos relacionar la calidad de vida que tenemos con el funcionamiento de nuestro intestino, pero son muchas las personas que sufren a diario por "alerta café", ya que es un problema doloroso. Lo que pocos hacen es modificar su dieta, agregando fibra o alimentos que limpien su intestino. Se recurre muchas veces a medicinas de las cuales se hace publicidad en la televisión pero pocas veces se revisa la dieta. No debemos olvidar que nuestra dieta, es decir, nuestros hábitos alimenticios, pueden tener incidencia en el cáncer de colon. ¡Así que a conectar el intestino con el cerebro!

Para tener en cuenta:

Te aconsejo usar semillas de linaza molidas para espolvorear con ellas los platos preparados, para preparar batidos con frutas naturales y para preparar galletas.

RELACIÓN ENTRE OBESIDAD Y DIABETES MELLITUS

La diabetes puede ser de tipo 1 o tipo 2. En los dos tipos de diabetes, el cuerpo no obtiene suficiente energía de los alimentos. Pero la causa por la cual ocurre esto es diferente en cada tipo de diabetes. En la diabetes tipo 1, el cuerpo (más precisamente el páncreas) no produce insulina, la hormona que permite a la glucosa entrar en las células. En la diabetes tipo 2 hay insulina pero las células no pueden usarla. En ambos casos el resultado es la falta de energía, cansancio y la acumulación de azúcar en la sangre.

La medicina ha demostrado una asociación entre obesidad y diabetes, fundamentalmente la diabetes tipo 2. Incluso los grados moderados de obesidad pueden elevar el riesgo de diabetes hasta diez veces, y el riesgo crece aún más mientras mayor es la obesidad. Se sabe que la obesidad es el factor ambiental más relevante en la diabetes tipo 2, y es el más prevenible y modificable. La reducción de peso de un diabético obeso mejora notoriamente su metabolismo, es decir el funcionamiento de todo su cuerpo. Por eso, es fundamental el tratamiento, y en lo posible la prevención, de la obesidad para a su vez prevenir el desarrollo de la diabetes. Otra medida tendiente a disminuir la resistencia a la insulina y, en consecuencia la diabetes, es el ejercicio físico.

La Federación Internacional de Diabetes estima que más de 300 millones de personas en el mundo están en riesgo de contraer diabetes tipo 2. Ante estos datos, es fundamental informarse para conocer la enfermedad, los factores de riesgo y tomar medidas simples que contribuyan a controlarla, entre ellas:

➤ Mantener un peso corporal saludable.
➤ Realizar actividad física de intensidad moderada al menos treinta minutos la mayoría de los días de la semana.
➤ Consumir una dieta saludable que contenga entre tres y cinco raciones diarias de frutas y verduras y reducir o eliminar el azúcar y las grasas saturadas.

....

¿Sabías que según datos de la Organización Mundial de la Salud, la diabetes afecta a 200 millones de personas, y se estima que para 2025 el número de diabéticos en el mundo será de 300 millones?

....

Vale la pena conocer algunos síntomas que padece un niño con diabetes:

➤ Orina frecuente. A veces los niños pueden orinarse en su cama sin que antes lo hicieran. Se incrementa las veces que van al baño a orinar y de forma abundante.

➤ Sed constante. Esto se debe a que su cuerpo pierde mucho líquido por orinar con frecuencia y en mayor cantidad produciéndoles más sed durante el día.

➤ Hambre excesiva.

➤ Pérdida o aumento de peso de forma rápida.

➤ Fatiga y debilidad. Al no tener glucosa, no la pueden convertir en energía por lo tanto se sienten cansados.

➤ Irritabilidad. Causada por el hambre y la ansiedad que les produce.

➤ Visión borrosa.

➤ Infección fúngica vaginal en niñas que están en la pubertad.

➤ Náuseas.

➤ Mal aliento.

➤ Dolor de estómago frecuente.

➤ Problemas de respiración

➤ Heridas que no cicatrizan fácilmente.

Las diabetes de tipo 1 y 2 no son las únicas enfermedades en las que inciden el sobrepeso y la obesidad. Tus hijos también pueden sufrir otros efectos perjudiciales sobre su cuerpo tales como:

1. *Presión arterial y colesterol altos, factores de riesgo para enfermedades cardiovasculares.* Imagínate las arterias de tu hijo llenas de grasa, obstruyendo la fácil circulación del torrente sanguíneo hacia el corazón. Su corazón tendrá que trabajar mucho más, acelerando su ritmo cardiaco.

2. *Problemas respiratorios, como apnea del sueño y asma.* Aunque el número puede variar de acuerdo a la edad y a cada caso en particular, en términos general se recomienda que un niño duerma de ocho a nueve horas diarias sin interrupción. Si no se dan estas condiciones, se levantará cansado, agotado, sin recuperar las horas de sueño perdido.

3. *Problemas músculo-esqueléticos e incomodidad.* La estructura del cuerpo de tu hijo está diseñada para cargar lo adecuado para su tamaño y contextura. Si tiene sobrepeso, el cuerpo de tu hijo llevará una carga adicional, contribuyendo así a la posible malformación de músculos y huesos.

4. *Enfermedades digestivas, del hígado graso, reflujo, cálculos biliares, ardor de estómago.* El sobrepeso aumenta las posibilidades de que tu hijo sienta inconformidad estomacal y de que en el futuro desarrolle problemas severos en el hígado y esófago.

5. *Problemas sociales y psicológicos en niños y adolescentes como la discriminación y la baja autoestima.* Haz todo lo que esté a tu alcance para que tu hijo no sea blanco de burlas que afecten su autoestima. Como ya hemos mencionado, una alta autoestima es de suma importancia para enfrentar la edad adulta con equilibrio emocional.

LA OBESIDAD MÓRBIDA Y EL LÍMITE CON LA MUERTE

Los riesgos de la obesidad pueden llegar a límites extremos. Ese es el caso de la obesidad mórbida, una enfermedad que se manifiesta con una obesidad extrema, cuando se está entre el 50% y el 100% o más por sobre el peso corporal ideal. Se me vienen a la mente personas como Manuel Uribe Garza, mexicano que llegó a pesar 597 kg, o Jon Brower Minnoch, estadounidense con 635 kg que murió a los cuarenta y dos años.

Lamentablemente, las personas con obesidad mórbida mueren a temprana edad; generalmente no superan los cincuenta años. La mayoría de ellos tiene dificultades para relacionarse socialmente por su inseguridad personal o porque ya no pueden salir de sus casas y, en algunos casos, ni siquiera de sus habitaciones. Socialmente son relegados por no estar dentro de los estándares normales de peso.

Las personas que padecen de obesidad mórbida tienen doce veces más probabilidad de morir que una persona normal.

LAS DIETAS ALIMENTICIAS EQUIVOCADAS

Debo reconocer que a veces son muchos los esfuerzos que hacemos por estar en forma. Pero podemos estar tomando el camino equivocado. Lo que es a mí, ¡me engañaron con las dietas! Lo seguiré afirmando una y otra vez. Las dietas que hice en mi vida, tuviera sobrepeso o no, fueron negativas y pasajeras. Dejaron en mi vida un sabor amargo y mi cuenta bancaria en rojo.

¡No permitas que tu hijo recorra este camino tan costoso e innecesario!

Siempre hay presión social por tener un cuerpo perfecto. Si estamos muy flacos o muy gordos, somos recriminados socialmente. Esto nos lleva a hacer dietas, sin ningún control ni supervisión, que le oímos a la gente o a algún conocido, que comentan en un programa de televisión o que vemos en la publicidad. Y ante esta experiencia, que por fortuna no tuvo impactos considerables en mi salud, quiero hacer hincapié en este tema. A continuación te presento algunos grupos de dietas que son familiares:

Ayuno

¡No comer nada! Imagínate lo que recibe tu organismo, privándolo de nutrientes y vitaminas. En esta dieta lo que pierdes es agua y masa muscular. Hay una idea errónea y es pensar que el ayuno "limpia" el sistema, eliminando los desechos tóxicos. Por el contrario, tu organismo entrará en cetoacidosis metabólica, generando gran cantidad de toxinas sobrecargando los riñones, además de tener mal aliento, deficiencia de hierro, pérdida de músculo y dificultades digestivas.

Dieta de un solo tipo de comida

La dieta del atún con piña, la del pomelo, la de las uvas, la de sopa de col. ¿Te suena? Estas dietas donde se consumen pocas calorías pueden causar problemas en la presión arterial y en el corazón si se llevan a cabo por períodos largos de tiempo.

Dieta baja en carbohidratos y alta en proteínas

Solo se consumen carnes y grasa. ¡Qué horror! En este tipo de dietas no se consumen carbohidratos pero sí muchas proteínas conllevando problemas en los riñones, el corazón y tal vez algunas formas de cáncer, ya que son altas en grasa. También producen mal aliento, dolor de cabeza, estreñimiento, desmayos, deshidratación y muchos deseos de consumir dulces.

Dieta de los líquidos

Solamente se permite una comida sólida; las otras dos son líquidas y se deben consumir alimentos especiales. Al principio dan resultado, pero es muy difícil mantenerse en ellas ya que es muy difícil elegir las comidas adecuadas. Finalmente, se regresa a los antiguos hábitos alimenticios y se gana nuevamente el peso perdido. Estas dietas son muy costosas por lo que los adolescentes no compran los productos en el lugar indicado. Al no hacerlas correctamente, pueden causar los siguientes daños: náuseas, estreñimiento, vértigos, fatiga extrema, pérdida del pelo, irritabilidad, menstruación irregular. Para las personas con algunos problemas de salud, como diabetes o enfermedad renal, una dieta muy baja en calorías puede ser perjudicial.

Dieta con pastillas o supresores del apetito

En este tipo de dietas hay una gran variedad de medicamentos, como los supresores del apetito, los diuréticos y los quemadores de grasa. Aunque hay algunos aprobados por la Administración de Alimentos y Medicamentos (FDA, por sus siglas en inglés), siguen siendo riesgosos para la salud por los efectos colaterales que pueden llegar a tener a largo plazo.

Dieta con laxantes

Los laxantes se usan para desechar comida que no se quiere en el organismo, pero al mismo tiempo se eliminan vitaminas y minerales. Afectan el colon. El abuso de laxantes puede causar dolor de estómago, calambres, diarrea y fatiga extrema. El cuerpo se queda sin energía para su correcto funcionamiento.

Dieta con alto contenido de fibra y baja en calorías

Estas dietas pueden ser con productos naturales tales como cereales, verduras, legumbres y frutas o con productos en polvo o en pastillas. La fibra es importante para el organismo, puede prevenir el estreñimiento, el cáncer de colon, controlar el colesterol. Pero cuidado, una dieta con alto contenido de fibra puede ocasionar problemas intestinales, deshidratación y disminuir la absorción del calcio y el hierro.

Dietas milagrosas

Los anuncios nos llevan a emocionarnos tanto que creemos que con solo un parche, una faja, un quemador de grasa o una crema que remueve la grasa vamos a perder peso.

Top of form

Esto consiste en perder peso por medio del sudor. Muchas personas utilizan el sauna y otras hacen ejercicio con ropa de nailon para sudar más. Desafortunadamente, las libras que se pierden son de agua y en cuanto comes las recuperas inmediatamente. Esto puede traer problemas de deshidratación.

LOS DESÓRDENES ALIMENTICIOS

Somos esclavos de la publicidad y de la moda. Nos hicieron creer que para ser atractivos se debe estar muy flaco. Los parámetros que sigue la sociedad son las modelos de pasarela, las actrices y las personas del *jet set*, llevándonos a los desórdenes alimenticios.

Las consecuencias para las personas que sufren de desórdenes alimenticios son tan graves que en algunos casos pueden producir la muerte. El tratamiento para estos jóvenes debe tener mucha dedicación de parte de los familiares y amigos, apoyándose en un médico especialista. En la mayoría de los casos, necesitamos también especialistas involucrados en el proceso, como médicos odontólogos, psicoterapeutas, nutricionistas y consejeros familiares.

Si sospechas que tu hijo puede estar desarrollando un trastorno alimenticio, ten en cuenta lo siguiente:

1. Debes buscar ayuda inmediata.

2. Debes considerar que vas a encontrar resistencia por parte de tu hijo. Una persona con anorexia por lo general no cree necesitar ayuda o estar en peligro.

3. Debes prepararte para un tratamiento a largo plazo. La recuperación puede tomar varios meses y en algunos casos, hasta varios años. Los síntomas y las actitudes relacionadas con los trastornos alimenticios rara vez desaparecen rápidamente.

¿CÓMO SE DIAGNOSTICA UN TRASTORNO ALIMENTICIO?

Un médico puede saber si tu hijo tiene un trastorno alimenticio haciendo un examen físico, preguntando sobre sus hábitos alimenticios, su historial clínico, su salud mental y lo que siente el niño frente a la comida y a su cuerpo.

Son varios los tipos de trastornos. Entre ellos se encuentran:

La anorexia nerviosa

Es llamada a veces la "enfermedad del hambre". Las personas se obsesionan con la comida, el peso y la delgadez. Niegan el hambre y se niegan a comer, incluso después de una pérdida de peso extrema. Consumen muy pocas calorías para sus necesidades básicas, sus cuerpos se consumen lentamente y no reciben los nutrientes que necesitan para las funciones mínimas del organismo.

Las personas con anorexia pueden:

➤ Actuar con hiperactividad, depresión, mal humor o inseguridad.
➤ Ser perfeccionistas.
➤ Tener miedo intenso a estar gordas.
➤ Querer perder más peso, incluso cuando están muy delgadas.

➤ Hacer ejercicio en exceso y compulsivamente.

➤ Sufrir de estreñimiento o períodos menstruales irregulares.

➤ Desarrollar vello fino y suave en sus brazos y en la cara.

➤ Quejarse de náuseas o sensación de llenura después de comer mínimas cantidades de alimentos.

La bulimia

La bulimia nerviosa se caracteriza por atragantarse con comida y autoinducir vómitos o usar laxantes o diuréticos para purgarse después de comer alimentos altos en calorías.

Las personas con bulimia pueden:

➤ Consumir alimentos, sobre todo en privado.

➤ Desaparecer después de comer, a menudo al baño.

➤ Mostrar grandes fluctuaciones en el peso.

➤ Estar fuera de control al comer.

➤ Comer comidas enormes, pero no aumentar de peso.

➤ Sentirse avergonzadas y deprimidas después de hartarse.

➤ Tener inflamadas las glándulas parótidas (son un tipo de glándulas salivales, cerca de los oídos).

➤ Tener períodos menstruales irregulares.

➤ Abusar del alcohol o de las drogas.

➤ Convertirse en dependientes de los laxantes, diuréticos, eméticos o píldoras de dieta para bajar de peso.

➤ Desarrollar problemas dentales causados por el ácido del vómito.

Trastorno del atracón compulsivo

El trastorno por atracón, consiste en el consumo incontrolable de grandes cantidades de comida alta en grasa y azúcar en poco tiempo. Muchas personas que sufren de este desorden son obesas o tienen sobrepeso.

Los problemas de salud incluyen diabetes, enfermedades del

corazón, presión arterial alta, problemas en la vesícula biliar y algunos tipos de cáncer.

Las personas con trastorno del atracón pueden:

➤ Sentirse fuera de control al comer.

➤ Comer cantidades inusualmente grandes de comida.

➤ Comer muy rápido.

➤ Comer hasta sentirse incómodas.

➤ Comer mucho, incluso cuando no tienen hambre.

➤ Sentirse avergonzadas por la cantidad de alimentos que consumen, por lo que comen solas.

➤ Sentirse repugnantes, deprimidas o culpables por comer en exceso.

VISITA AL MÉDICO

Yo te recomiendo que por lo menos dos veces al año lleves a tu hijo al control médico. El médico te ayudará a determinar con claridad si tiene algún tipo de problema o enfermedad. Apóyate en él para que le explique a tu hijo:

➤ la manera en que son procesados los alimentos en su cuerpo

➤ acerca de todas las enfermedades relacionadas con el sobrepeso y a la obesidad

Asegúrate de que el médico o el centro de atención para niños le realice lo siguiente a tu hijo:

➤ chequeo de la presión arterial

➤ prueba de sangre de triglicéridos y colesterol

➤ prueba de diabetes

➤ control de peso según la masa muscular

¡Ponlo en práctica! Sigue estos consejos...

➤ Deja que tus hijos usen el baño el tiempo que haga falta; no los interrumpas ni los distraigas. Establece una hora determinada para cada hijo todos los días y respétales ese horario.

➤ Háblales a tus hijos acerca del poder nutricional de los alimentos al menos tres veces por semana.

➤ Anímalos todo el tiempo a que prueben nuevas frutas y verduras.

➤ No les preguntes a tus hijos: "¿Quieren zanahoria?". Pregúntales: "¿Quieren zanahoria o remolacha?".

➤ Ofréceles alimentos saludables una y otra vez, y a veces hasta el cansancio, hasta que tus hijos se sientan familiarizados con ellos y entiendan que en casa se van a alimentar saludablemente.

➤ Visita los mercados de alimentos que sacan los fines de semana en tu barrio o ciudad, así como los que llegan directamente del campo.

➤ Llena botellas de vidrio con agua purificada; el sabor es mucho mejor que el de plástico, si son azul oscuro mejor.

CAPÍTULO 5

La energía de tu cuerpo

HISTORIAS DE VIDA:
Enrique Alberto, Sebastián y Samuel

Mi nombre es Rosanna, tengo treinta y ocho años y peso 118 libras. Mi esposo se llama Enrique y tenemos tres hijos. Enrique Alberto de veintiuno, que es el fruto del primer matrimonio de Enrique; Sebastián de nueve y Samuel de siete. Enrique Alberto llegó a mi casa cuando tenía seis años. Había perdido a su madre y vivía con su abuela. Cuando Enrique decidió que Enrique Alberto viniera a vivir con nosotros, me alegré mucho porque íbamos a estar juntos como familia.

El primer día que lo vi entré en shock. *Tenía tres rollos en su estómago y parecía como si tuviera dos senos descomunales. Sus cachetes eran enormes. Se cubría el cuerpo con suéteres gigantes todo el tiempo. Cuando íbamos a la playa no usaba traje de baño. Usaba pantalones grandes y camisetas hasta la rodilla. Yo le decía que no tuviera complejo pero él seguía cubriendo su cuerpo a la temperatura que fuera. Dije: "¡Dios mío, pobre niño! ¡Tengo que sacarlo de esa ropa!".*

Enrique Alberto tenía seis años y pesaba 120 libras. Su abuela creía que darle comida que no era saludable era una forma de amarlo. No la culpo... el niño había perdido a su madre. Enrique Alberto se comía todas las noches una bolsa de galletas con dos vasos de leche. Su comida preferida eran las rosquillas con glaseado por encima, los chocolates, los helados, las sodas y los jugos de frutas procesados. Llenaba los platos de mucha comida y a veces repetía una o dos veces.

La ventaja que tenía era que le gustaban todos los alimentos y esto me ayudó a iniciar el cambio para él pudiéndole preparar todo lo que la abuela le había comprado para dejarlo en mi casa, no se lo volví a comprar. Empecé a darle porciones pequeñas de comida y a hacer que comiera varias veces al día. Todos los días Enrique Alberto me preguntaba dónde estaban sus galletas, sus chocolates, sus rosquillas de dulce y yo le decía que se las compraría al día siguiente… que se me habían olvidado… y así le decía todos los días y por supuesto el día de comprarlas nunca llegaba.

Se ponía muy bravo conmigo pero yo no quería doblegarme a sus antojos porque sabía que si no era fuerte y consistente él no iba a cambiar. Después lo llevé donde el pediatra y él le mostró que estaba por encima del percentil, o sea que su peso estaba por encima del que debía tener. Me uní con el pediatra e iniciamos una dieta balanceada. Para mí era muy fácil porque en mi casa no existe el dulce, ni los enlatados, ni la comida procesada; Enrique y yo preparamos las comidas con alimentos naturales. Dicen que los patrones se siguen y que los buenos hábitos se adquieren en la niñez, y esa es la razón por la cual emprender el cambio para Enrique Alberto no era tan difícil para mí.

Enrique Alberto empezó a molestarse conmigo pero su padre me apoyó en todo. Lo hacíamos caer en la cuenta de la cantidad de grasa que tenía de más en su cuerpo y que debíamos eliminarla. Mis otros dos hijos estaban ya encaminados por mis hábitos así que servían de ejemplo para su hermano. Ellos aprendieron desde pequeños que cada vez que tuvieran hambre y estuviéramos fuera de casa, debían esperar a que yo les preparara algo y debían comer o la fruta picada que les tengo en la nevera, un yogur, una gelatina o una barra de granola. No recuerdo cuál fue la última vez que llevé a mis hijos a un McDonald's y creo que ellos tampoco.

El reto continuaba y no quería dejarme vencer. No iba a tirar la toalla. Todos los días variaba los platos que preparaba. El que comiera una verdura al día o una fruta ya era un triunfo para mí. En nuestra segunda visita al pediatra ya el niño había perdido *peso y los rollos de su estómago se habían ido. Él se sentía más liviano y participaba más en las actividades de la casa.*

El paso siguiente era motivarlo para que iniciara algún deporte o ejercicio. Y aquí fallé porque este trabajo no lo hice sino hasta cuando Enrique Alberto tuvo catorce años. Empezó a hacer varios deportes pero ninguno lo enamoró. Sin embargo yo estaba cogiendo un ritmo importante con la actividad física. Todos los días hago ejercicio en el gimnasio, salgo a trotar o monto bicicleta. Intentaba que me acompañara pero no lo lograba. Fue entonces cuando le pedí que me acompañara al gimnasio para que cuidara a Samuel mientras yo hacía mi rutina. Él empezó a preguntarme el nombre de cada máquina y ahí me di cuenta de que le gustaba el gimnasio. No le dije nada sino que empecé a llevarlo conmigo todos los días y él iba experimentando más y más máquinas. Lo inscribí a una revista masculina de cómo llevar una vida saludable y él se enganchó de tal forma que empezó a crear sus propias rutinas de ejercicio eliminando toxinas y sintiéndose bien con él mismo. Su autoestima creció y empezó a verse más delgado y con un cuerpo tonificado ¡Si lo hubiera motivado a hacer una rutina de ejercicio diaria cuando tenía seis años, hubiera sido mucho más rápido pero me demore en hacerlo! Entrenamos en la casa con mis otros dos hijos pasando momentos muy agradables en familia.

Enrique Alberto tiene hoy veinte años y pesa 135 libras. Nunca volvió a tener sobrepeso.

—Rosanna Peragine

Mi esposo es ingeniero electrónico y vende generadores que pueden abastecer de energía desde una casa hasta un país entero. Y no puedo evitar comparar su trabajo con el cuerpo humano, una máquina integrada y coordinada que también genera y distribuye energía a cada parte del cuerpo, a cada una de las células que lo forman, y al cuerpo en su totalidad. Esa energía es la que te permite cumplir con todas las actividades, desde las que parecen más simples hasta las más complejas.

Para que los generadores produzcan energía constante y trabajen con altos índices de productividad requieren de un combustible de excelente calidad. ¡El cuerpo de tu hijo necesita exactamente lo mismo!

Durante un día, tú y tus hijos hacen muchas actividades: caminan, hablan, comen, respiran, leen, duermen, corren, saltan, juegan.

Para que hagas cada una de estas cosas, el cuerpo necesita energía. El "simple" hecho de que estés parado y que tu cuerpo se mantenga erguido, sin caerse, implica un gasto de energía importante. Incluso, cuando estás sentado o cuando duermes gastas energía, ya que el corazón se debe mantener en funcionamiento, la respiración no se debe interrumpir, la digestión continúa y la temperatura del cuerpo se debe mantener constante.

Tu hijo necesita sustancias para formarse, para crecer, para desarrollarse y para curar los tejidos dañados cuando se lastiman. ¿De dónde obtiene el cuerpo las sustancias y la energía que necesita? ¡De los alimentos! Y esto es simple, pero entiende de nuevo esa responsabilidad como padre. Si le das a tu hijo alimentos no saludables, su pequeño cuerpo que necesita energía para que cada órgano funcione adecuadamente se va a ir deteriorando. Por el contrario, proporcionarle alimentos saludables ayudará a su crecimiento fortaleciendo sus músculos y sus huesos. ¡Debes asegurarte de que los alimentos sean de la calidad que su cuerpo necesita! Y no me refiero al costo, o a la marca, sino a los componentes que forman ese alimento.

Estos alimentos se transforman, se rompen en fragmentos muy pequeños, tan pequeños que pueden pasar a la sangre y viajar a través de ella hasta cada rincón del cuerpo, hasta cada célula diminuta que lo forma, y entrar en ellas. Estos son los nutrientes que aportan la energía y el material de construcción que el cuerpo necesita para crecer y para mantenerse fuerte y saludable. Cada célula de nuestro cuerpo es una pequeña "máquina generadora de energía" que necesita nutrirse para que todo el cuerpo en su conjunto funcione correctamente.

Nutrirse es más que alimentarse.

Aunque en el lenguaje corriente se habla de nutrición como un sinónimo de alimentación, en realidad no es lo mismo. La nutrición es un proceso más amplio que la alimentación. La nutrición es un proceso complejo que implica la obtención de energía y de material de construcción para nuestro cuerpo. En ese proceso intervienen los alimentos que comemos, los procesos digestivos, el aire que respiramos, nuestra sangre que circula impulsada por el corazón, y los órganos que nos permiten desechar los residuos que produce el cuerpo. Todos los seres vivos cumplen con esta función de nutrición. Una bacteria, una planta, un animal, al igual que los humanos, cumplen con estas mismas funciones y necesitan energía y materiales para funcionar y para formar su cuerpo.

Es decir que no alcanza con comer para estar nutridos. El oxígeno que respiramos es fundamental para "quemar" los alimentos y extraer de ellos la energía que almacenan. A su vez, la circulación de la sangre es fundamental para transportar los nutrientes y el oxígeno a cada rincón del cuerpo y llevar los desechos a los órganos que los van a eliminar para mantener el cuerpo limpio y funcionando óptimamente.

¿QUÉ NECESITA EL CUERPO DE TU HIJO?

El cuerpo humano necesita de todo un poco; debemos comer alimentos variados en las cantidades adecuadas para la edad y para la actividad que cada uno hace. La clave está en la variedad (más adelante me refiero al tema más detalladamente). Por ejemplo, tu hijo no puede alimentarse todo el día con golosinas o con un solo alimento. No solo porque le podría doler el estómago y arruinar los dientes, sino porque los dulces tienen mucha azúcar y no tienen el resto de las sustancias nutritivas que el cuerpo necesita para crecer y funcionar.

Por otro lado, la alimentación de un deportista no es la misma que la de una persona que no hace actividad física. Y la alimentación de un niño no es igual a la de un adolescente o un adulto.

Comer mucho no significa "comer bien". Ni comer poco significa comer saludablemente. Existen niños que comen cantidades adecuadas, pero debido a que no comen la calidad de alimentos que necesitan, su cuerpo carece de ciertos nutrientes. Por ejemplo, si no comen la cantidad de proteínas que necesitan, puede faltarles hierro y padecer de anemia, una disminución de glóbulos rojos en la sangre. La anemia puede pasar inadvertida, pero en algún momento el niño comenzará a sentirse cansado, falto de energía.

LA FUNCIÓN DE LOS ALIMENTOS

Los alimentos cumplen tres funciones básicas en el cuerpo de tu hijo:

1. Aportan energía necesaria para todas las actividades, desde la más simple hasta la más compleja, desde mover un dedo hasta correr, pensar, respirar o practicar un deporte.

2. Proporcionan el material de construcción del cuerpo, es decir las sustancias que se necesitan para formar las células, crecer y reparar lastimaduras.

3. Aportan sustancias que son necesarias para regular y controlar el funcionamiento del cuerpo manteniendo sanos los órganos vitales como los riñones, el corazón y los pulmones.

Hay una enorme variedad de alimentos, de todos los colores, formas y sabores. ¿Cómo sabemos qué alimento es más saludable? ¿Cómo sabemos qué aporta cada alimento a nuestro cuerpo?

Primero, necesitamos conocer los diferentes tipos de alimentos y qué ofrece cada uno de ellos al cuerpo. La mejor manera de hacerlo es clasificarlos en grupos según su valor nutricional, es decir según el principal nutriente que aportan (más adelante encontrarás la clasificación una vez que se describan estos nutrientes).

LA QUÍMICA DEL CUERPO HUMANO

¿Alguna vez te has preguntado por qué comemos productos derivados de otros seres vivos, plantas y animales? ¿Por qué no comemos arena, por ejemplo? Más allá del sabor de la arena, ¡que no debe ser nada agradable!, no nos alimentamos de arena porque no es nutritiva para nuestro cuerpo. Es decir que la arena no te ofrece los componentes, o sea los nutrientes, que tu cuerpo necesita para funcionar, crecer y moverse. Los alimentos que comes, derivados de plantas y animales, tienen los componentes que tu cuerpo necesita. Más aún, ¡están formados por los mismos componentes que forman nuestro cuerpo! Por eso son nutritivos y los necesita tu hijo, ¡y tú también!

Al igual que nuestro cuerpo, los productos derivados de otros animales y de vegetales están formados por proteínas, carbohidratos, grasas, agua, minerales y vitaminas. Esa es la diferencia con la arena, que está formada por sustancias que no son útiles para el cuerpo humano.

Los nutrientes que tu hijo necesita son:

➤ carbohidratos o hidratos de carbono
➤ proteínas
➤ grasas y aceites
➤ vitaminas
➤ minerales
➤ agua
➤ fibra

Para tener en cuenta: Leer la información en el envase de lo que consumes es de suma importancia para saber cómo está compuesto el alimento y decidir así si comprarlo o no.

CARBOHIDRATOS

Se los conoce también como hidratos de carbono o azúcares, aunque no todos son dulces. Tu hijo necesita carbohidratos para tener energía, para su crecimiento y para cumplir con sus actividades físicas y mentales diarias. Esta energía es obtenida a través de las células de su cuerpo. Recuerda que si tu hijo no consume carbohidratos se va a sentir sin energía y con malestar.

Los dos tipos importantes de carbohidratos son:

➤ Carbohidratos simples (azúcares simples) como la fructosa, la glucosa y la lactosa. También se encuentran en nutritivas frutas enteras.
➤ Carbohidratos complejos que se encuentran en alimentos como las verduras ricas en almidón, en granos integrales, legumbres y nueces.

La glucosa es el azúcar que circula en la sangre de los seres humanos y que, al entrar en las células, constituye la principal fuente de energía. A partir de la glucosa y el oxígeno de la respiración, cada célula de nuestro cuerpo obtiene la energía que necesita. Conocer la cantidad de glucosa que hay en la sangre es importante para controlar la salud de nuestro cuerpo. Por ejemplo, una cantidad alta de glucosa en la sangre podría ser un indicador de diabetes. Asimismo, una cantidad muy baja de glucosa podría causar falta de energía y malestar.

Los carbohidratos de algunos alimentos (especialmente de los que contienen azúcares simples y de los granos altamente refinados, como la harina blanca y el arroz blanco) se descomponen fácilmente y hacen que el nivel de azúcar en la sangre aumente rápidamente. Por otro lado, los carbohidratos complejos (que se encuentran en los granos integrales) se descomponen más lentamente, lo que permite que el azúcar en la sangre aumente de manera más gradual. Si mantienes una dieta con alto contenido de azúcares simples, esto puede hacer que aumente el riesgo de que se desarrollen problemas de salud como la diabetes y las enfermedades cardiacas.

El almidón y las fibras son carbohidratos grandes y complejos. El almidón lo obtenemos de alimentos como el pan, las papas, el arroz y las harinas. Y las fibras están en los vegetales, las frutas, la avena.

PROTEÍNAS

En el organismo humano hay miles de proteínas distintas y cumplen funciones muy variadas. Seguramente escuchaste nombrar proteínas como el colágeno, que le da elasticidad a la piel; la insulina, que ayuda a que el azúcar entre a las células; la hemoglobina, que transporta oxígeno en la sangre; los anticuerpos, que nos defienden de los gérmenes; las proteínas que forman los huesos y los músculos; y muchas más. Todas las proteínas están formadas por aminoácidos.

Un grupo muy particular de proteínas son las enzimas responsables de acelerar todas las reacciones químicas que ocurren en el cuerpo. Por ejemplo, las enzimas digestivas se encuentran en la boca, en el estómago y en el intestino y ayudan a que los alimentos se digieran y nos den energía. Las proteínas no son utilizadas normalmente como fuente de energía, salvo en casos extremos (por ejemplo, de ayunos prolongados o desnutrición severa, bulimia o anorexia) en los que se agotan las reservas de carbohidratos y de grasas del organismo.

Tanto los alimentos de origen animal como vegetal tienen proteínas. Hay proteínas en el pescado, la carne de res, la carne de pollo, la leche descremada, la soja y la clara de huevo.

Para tener en cuenta: Muchos nutrientes se llaman "esenciales" ya que el cuerpo los necesita, pero no los puede fabricar. Debe obtenerlos necesariamente de los alimentos. Si esos nutrientes esenciales faltan, esto puede causar problemas en el funcionamiento del cuerpo de tu hijo.

GRASAS Y ACEITES

Los lípidos se conocen comúnmente como grasas y aceites. Aunque las grasas tienen "mala fama", en realidad un poco de grasa es necesaria para el cuerpo. Las grasas dan energía y son parte del material que forma las células. Pero no hay que exagerar con las grasas porque si se comen en exceso se acumulan en el cuerpo, especialmente en la sangre, y pueden traer problemas de salud. Por eso no es bueno comer mucha "comida chatarra", ya que tiene mucha grasa.

¿Qué son las grasas saturadas y las grasas insaturadas? Todas las grasas se clasifican en grasas saturadas o grasas insaturadas dependiendo de cuánta cantidad de cada tipo de ácido graso contengan. Es decir que si tienen más proporción de ácidos grasos saturados se las llama "grasas saturadas", y si tienen mayor proporción de ácidos grasos insaturados se las llama "grasas insaturadas".

Las grasas saturadas son sólidas a temperatura ambiente. Estas elevan el nivel de colesterol LDL (*low-density lipoprotein*) o "malo", y esto puede ponerte a ti y a tus hijos en riesgo de sufrir ataques cardiacos, accidentes cerebrovasculares como embolias y otros problemas de salud mayores. Es decir que debes evitar o limitar los alimentos ricos en grasas saturadas.

Ten en cuenta el siguiente consejo a la hora de planificar: sólo el 10% de tus calorías diarias totales deberían consistir en grasas saturadas. Los alimentos con muchas grasas saturadas son productos animales tales como la mantequilla, el queso, la leche entera, el helado, la crema y las carnes grasosas. Algunos aceites vegetales, como el aceite de palma y de coco, también contienen grasas saturadas. Una dieta alta en grasas saturadas incrementa la acumulación de colesterol en las arterias (vasos sanguíneos), y esto puede causar obstrucciones o bloqueos arteriales.

Comer grasas insaturadas en lugar de grasas saturadas puede ayudar a bajar el colesterol "malo". La mayoría de los aceites vegetales que son líquidos a temperatura ambiente contienen grasas insaturadas.

Hay dos tipos de grasas insaturadas:

➤ Grasas monoinsaturadas, que incluyen el aceite de oliva y de canola.
➤ Grasas poliinsaturadas, que incluyen aceite de cártamo, girasol, maíz y soja.

Ciertos ácidos grasos insaturados, también conocidos como "grasas *trans*" o "aceite vegetal hidrogenado", se forman cuando el aceite vegetal se endurece en un proceso llamado hidrogenación. Esto se hace para conservar algunos alimentos frescos por más tiempo. Las grasas *trans* pueden elevar los niveles de colesterol "malo" en la sangre y también pueden bajar los niveles de colesterol HDL (*high-density lipoprotein*) o "bueno". Estas grasas *trans* se encuentran en los alimentos fritos, los productos comerciales horneados (rosquillas fritas, pastelitos y galletas), los alimentos procesados, la mantequilla dura y la margarina.

¿Cuánta grasa debe contener tu alimentación? Se recomienda que las grasas de la dieta aporten alrededor de un 20% de las necesidades energéticas diarias. Pero nuestro cuerpo no hace el mismo uso de los diferentes tipos de grasa, por lo que este 20% deberá estar compuesto por:

➤ 10% de grasas saturadas (grasa de origen animal)
➤ 5% de grasas insaturadas (por ejemplo, aceite de oliva)
➤ 5% de grasas poliinsaturadas (aceites de semillas o nueces)

Además, hay ciertos lípidos que se consideran esenciales para el organismo, como el ácido linoleico y el ácido linolénico, cuya ausencia en la dieta en pequeñas cantidades puede dar lugar a enfermedades. Estos son los llamados "ácidos grasos esenciales".

Controla la cantidad de grasas no saludables en la dieta de tu familia para reducirlas al máximo. Incluye más ácidos grasos esenciales, especialmente los de semillas, nueces, frutos secos y aceites saludables, como el de calabaza, el aceite de oliva y el aceite de girasol y de vegetales como el aguacate.

VITAMINAS Y MINERALES

Las vitaminas y los minerales son nutrientes que no aportan energía pero se necesitan para que el cuerpo esté sano y funcione correctamente.

Las vitaminas se conocen con letras, por ejemplo vitaminas A, B, C, D, E, K, entre otras. Cumplen funciones diferentes y son fundamentales para tener buena salud. Por ejemplo, la vitamina A es buena para la vista, la vitamina K ayuda a cicatrizar heridas, la vitamina C protege de algunas enfermedades. La mayoría se encuentra en los alimentos de todos los días.

Hay identificadas más de quince vitaminas diferentes que se pueden clasificar en dos grupos: solubles en grasas o liposolubles (vitaminas A, D, E y K), que se depositan en los tejidos grasos y se utilizan cuando son necesarias; y las vitaminas solubles en agua o hidrosolubles (complejo B y C) que no se depositan y que, al estar en exceso, se eliminan inmediatamente del cuerpo.

Las vitaminas son sustancias que, en cantidades ínfimas, son esenciales para el correcto funcionamiento del organismo. No aportan energía ni material de construcción del cuerpo, sino que actúan como reguladoras de funciones vitales y su ausencia provoca deficiencias en el organismo. Sin embargo, en muchos casos, una cantidad excesiva de algunas vitaminas puede ser perjudicial. A diferencia de las vitaminas solubles en agua cuyo exceso es eliminado por el cuerpo, las vitaminas solubles en grasas se depositan en algunos órganos y su acumulación puede ser peligrosa.

Por ejemplo, la vitamina D es necesaria para la absorción de calcio desde el sistema digestivo; su ausencia en los niños provoca raquitismo y, en los adultos, problemas en los huesos. Pero, el exceso de vitamina D provoca trastornos digestivos y renales. Las vitaminas son sustancias que el cuerpo humano no fabrica y, por lo tanto, se deben obtener exclusivamente a través de la alimentación. Una dieta correcta y balanceada aporta las cantidades de vitaminas que el organismo requiere sin necesidad de suplementos.

Los minerales son esenciales para controlar las funciones del cuerpo y conservar la salud. Los minerales deben obtenerse por medio de la alimentación, ya sea en los alimentos o disueltos en agua, ya que nuestro organismo no puede fabricarlos. Entre ellos puedes conocer el potasio, el calcio, el sodio, el yodo y el hierro. La falta de potasio, por ejemplo, puede causar calambres en los músculos. El calcio, por otro lado, es fundamental para formar los huesos y los dientes. La falta de calcio puede causar problemas en los huesos, debilitarlos y hacerlos más propensos a las fracturas. Debes estar muy atento a que tus hijos reciban todo el calcio que necesitan.

Los minerales se encuentran fundamentalmente en la leche, los vegetales y los granos integrales.

En la siguiente tabla puedes ver qué función cumplen las diferentes vitaminas y minerales y cuál podría ser la consecuencia de que falten en una dieta:

MINERALES Y VITAMINAS EN EL CUERPO HUMANO		
	Principal función en el cuerpo	Efectos de la carencia
Calcio	Formación de huesos y dientes. Coagulación sanguínea. Transmisión de impulsos nerviosos.	Falta de crecimiento. Raquitismo. Osteoporosis (reducción en la masa ósea).
Potasio	Actividad nerviosa y muscular.	Debilidad muscular.
Hierro	Constituyente de la hemoglobina y de enzimas involucradas en el metabolismo.	Anemia por deficiencia de hierro, debilidad y menor resistencia a las infecciones.
Vitamina A	Constituyente del pigmento visual.	Pérdida de agudeza visual. Ceguera nocturna. (El exceso causa caída del cabello y descamación).
Vitamina B	Interviene en las reacciones del metabolismo.	Debilidad muscular, degeneración de neuronas, anemia, lesiones cutáneas. (El exceso causa enrojecimiento y quemazón en la piel).
Vitamina C	Funcionamiento de piel y mucosas.	Escorbuto (degeneración de la piel, dientes, hemorragias).
Vitamina D	Promueve el crecimiento de los huesos. Incrementa la absorción de calcio.	Raquitismo, huesos débiles y deformes. (El exceso puede causar trastornos digestivos y renales).
Vitamina E	Antioxidante, impide el daño celular.	Posiblemente anemia.
Vitamina K	Coagulación sanguínea.	Sangrado, hemorragias internas.

AGUA

Heredé de mi madre el no consumir sodas. En mi casa nunca se consumió una soda excepto en algunas fiestas infantiles que ella nos celebraba. Cuando estaba escribiendo el libro le pregunté a ella por qué nunca nos compraba soda. Contundentemente me dijo que ella veía que los niños desarrollaban dependencia a las sodas y que sentía horror de solo pensar que sus hijos se convirtieran en adictos a ellas. Esto se lo trasmití a mi hija de la misma manera. ¡Gracias Mami!

El agua es un nutriente fundamental. Forma alrededor del 70% de nuestro cuerpo, está en todos los órganos, en todas las células, participa de reacciones químicas, disuelve sustancias y las transporta. El agua se pierde al transpirar y en la orina. Si esa agua que se pierde no se repone, uno puede deshidratarse y eso no es bueno para la salud.

Aunque los alimentos tienen agua, esa cantidad no es suficiente, y hay que tomar agua como bebida, especialmente si uno está haciendo ejercicio, corriendo o jugando. Te preguntarás cuál es la cantidad correcta de agua que tus hijos o tú deben consumir al día. Siempre he escuchado de nutricionistas o médicos de la salud que ocho vasos de agua son ideales para los adultos, pero ¿qué son ocho vasos de agua? ¿Con qué vaso estás midiendo esa cantidad? ¿Uno grande, uno mediano o uno pequeño? Lo cierto es que tienes que recuperar la pérdida de agua. Cuando vayas al nutricionista, pregúntale qué cantidad de agua deben consumir tú y tus hijos dependiendo de la talla, peso y actividad de cada uno. Dale a tus hijos agua durante el día y con las comidas.

....

¿Sabías que los principales síntomas de deshidratación incluyen sed, dolor de cabeza, cansancio, mareos, confusión y olvido?

....

FIBRA

Cuando comes verduras, frutas y granos enteros, incorporas productos vegetales a tu dieta. Los vegetales tienen un alto contenido de fibra que nuestro cuerpo no puede aprovechar, lo cual significa que no te aporta energía ni "material de construcción" para el cuerpo. Sin embargo, es muy recomendada porque al pasar por el sistema digestivo absorbe agua, ablanda el "po", y de esta forma facilita su eliminación del cuerpo. Esto evita la constipación y acelera la eliminación de los desechos de la digestión. Por lo tanto, ayuda a limpiar el cuerpo de impurezas.

¿**Sabías que** una mala nutrición no siempre es sinónimo de carencia, y que el exceso puede resultar tan perjudicial como la escasez?

CLASIFICACIÓN DE ALIMENTOS DE TODOS LOS DÍAS

Lo anteriormente descrito tenemos que entenderlo ahora teniendo en cuenta los alimentos que compramos para satisfacer las necesidades de nuestra familia. Debemos clasificarlos, es decir ordenarlos en grupos según su valor nutricional o, dicho de otra manera, según el principal nutriente que aportan:

1. Carnes, pescados, huevos, nueces y semillas: proveen fundamentalmente proteínas, hierro, vitamina B12 y zinc. Favorecen el mantenimiento muscular, previenen la anemia, estimulan el crecimiento y la maduración sexual.

2. Leche y derivados: favorecen el crecimiento y desarrollo de huesos y dientes debido a su contenido de proteínas y calcio. Ayudan con la formación muscular y la regeneración de tejidos en el niño.

3. Frutas, verduras y hortalizas: son fuente de vitaminas, minerales y fibra, por lo que contribuyen al correcto funcionamiento de todos los órganos y sistemas, ayudando además a fortalecer el sistema inmunológico de los niños. Cada color ofrece una variedad distinta de vitaminas y minerales.

4. Legumbres: en este grupo se encuentran los frijoles, las lentejas, los garbanzos y la soja. Son fuente de proteínas, carbohidratos, minerales y fibra.

5. Granos enteros o integrales: aportan carbohidratos, la principal fuente de energía necesaria para la realización de todas las actividades diarias.

6. Grasas y aceites: contienen fundamentalmente lípidos.

Y que no se te olvide el agua, ese componente fundamental de la alimentación de todos los seres vivos.

Cuando estudiaba en The Culinary Institute of America, mi profesor, el chef Lars Kronmark, nos decía que para tener una dieta balanceada no tenía que ser uno vegetariano ni hacer dietas para suprimir alimentos, ya que cualquiera de esas dos opciones no permitía la ingesta variada de alimentos.

ALIMENTOS ENEMIGOS DE LA SALUD DE TUS HIJOS

➤ sodas de cualquier sabor y color
➤ jugos de frutas enlatados, en botella o en caja
➤ panes rellenos
➤ barras de chocolate con dulce y leche
➤ margarinas
➤ pizza comercial

➤ pasteles comerciales
➤ mermeladas y jaleas industriales
➤ dulces
➤ galletas
➤ azúcar
➤ harinas blancas

Para tener en cuenta: A la hora de alimentar a tu hijo, procura evitar alimentos que contengan o hayan sido preparados con azúcar blanca, harina blanca y/o grasa blanca.

AZÚCAR, ¿LA GRAN ENEMIGA?

Estas frases las he escuchado a través de mi vida: "El azúcar es veneno para el cuerpo", "El azúcar es el peor invento del hombre". Sin embargo, los azúcares naturales que se encuentran en las frutas y en los productos lácteos, como la leche, son fundamentales para el correcto funcionamiento del cuerpo.

¿Sabías que el mayor consumidor de azúcar en el cuerpo humano es el cerebro?

El problema está en el azúcar no natural o sea en los endulzantes artificiales o el azúcar blanca refinada, que son ingredientes en la mayoría de los alimentos procesados. Recuerda que no solamente las contienen los alimentos que son dulces, sino que también las contienen las sopas, los panes, los aderezos para ensalada, entre otros. El azúcar consumida en exceso puede enfermar. Ahora que tenemos estadísticas actualizadas, podemos ver que tus hijos pueden ser propensos a la diabetes tipo 2 si tienen sobrepeso u obesidad. Hay que ponerle un *STOP* al consumo indiscriminado de azúcar para tus hijos ya que su consumo en exceso puede poner en riesgo su salud.

¿QUÉ DEBE CONTENER UNA ALIMENTACIÓN BALANCEADA?

A esta altura, ya tenemos muy en claro que tu salud y la de tus hijos dependen en gran medida de los alimentos que comen todos los días. La clave es que los alimentos que comen sean variados y que proporcionen una cantidad correcta de nutrientes y abundante agua.

Aunque la alimentación es diferente para cada uno según la edad, el peso y la actividad que uno hace, hay algunos consejos que sirven para todos, y que debes tener en cuenta a la hora de alimentar a tus hijos. Una dieta balanceada debe respetar ciertas proporciones. Por ejemplo, se recomienda que del total de energía que se incorpora en los alimentos, un 55% aproximadamente provenga de carbohidratos, un 30% de lípidos (grasas y aceites) y el 15% restante de proteínas. Si la dieta incluye más carbohidratos de los requeridos, estos se transforman en grasas que se acumulan en el tejido adiposo.

¿Cuánto debes comer de cada tipo de alimento? Una forma de mantener una alimentación balanceada es guiándote con el plato que vas a hacer ahora, con este ejercicio:

Agarra un plato desechable de cartón de aproximadamente 22 cm (8,5 pulgadas) de diámetro; divide el plato en las partes que ves en el dibujo que aparece a continuación y anota los nombres que ves en él. Al lado del plato aparece la proporción de los lácteos.

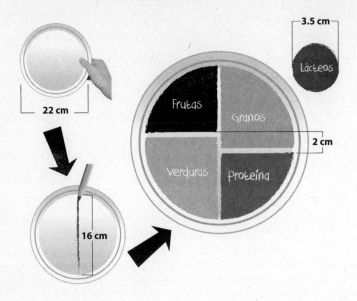

¡Siempre utiliza la imagen de este plato! Si no lo tienes, imagínatelo, y haz las rayas en tu mente. ¡Educa a tus hijos! Este plato te permitirá mantener siempre las porciones adecuadas para tus hijos y tu familia. Recuerda que las porciones marcan una gran diferencia a la hora de reducir el tamaño del estómago —que está formado por músculos—, acostumbrando a tu hijo a sentirse satisfecho. Un estómago que se ha estirado por las grandes porciones de comida, seguirá grande y demandando grandes cantidades de alimentos.

Ten en cuenta este plato cuando prepares los alimentos para tu familia para cerciorarte de que estás poniendo todos los grupos de alimentos que se deben consumir en una dieta balanceada.

Para tener en cuenta: Bebe agua aunque el cuerpo no lo pida. No esperes a tener sed para beber agua, y mantén siempre bien hidratado a tu hijo.

LAS GUÍAS ALIMENTICIAS ALREDEDOR DEL MUNDO

Ahora, entendamos de dónde viene esto...

Los Gobiernos de todos los países tienen una preocupación y un objetivo de salud individual y pública, razón por la cual definen una guía alimenticia a través de pirámides, círculos, etc., para que su población tenga a mano esta guía cuando se trate de alimentar a la familia. Es por esto que las investigaciones especializadas sobre nutrición en cada país se dan a conocer en forma de guías para ser observadas por la población. Existen en el mundo cerca de doce, o tal vez más, tipos diferentes de pirámides o guías que varían con la edad, el género, el nivel de actividad, así como con los recursos alimenticios que tiene cada país.

Las guías alimenticias y su historia...

➤ La primera pirámide alimenticia se hizo en Suecia en 1974.

➤ La primera pirámide alimenticia en Estados Unidos se creó en 1992 para entender cómo comer adecuadamente.

➤ La pirámide alimenticia se cambió en el año 2005 por MyPyramid (MiPirámide), con más información incluyendo el ejercicio como una parte importante de un estilo de vida saludable.

➤ En otras partes del mundo no usan la guía alimenticia en forma de pirámide sino de círculos, como en México; de arcoíris, como en Canadá; de pagodas en Corea y China; y de óvalo en Argentina.

➤ En junio de 2011 MyPlate (MiPlato) reemplazó a la pirámide antes utilizada en Estados Unidos.

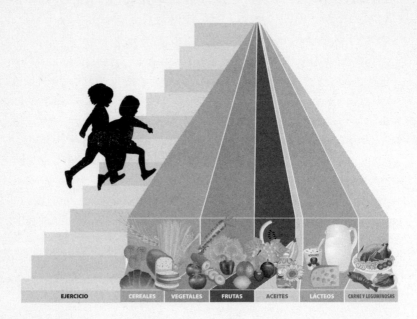

EJERCICIO CEREALES VEGETALES FRUTAS ACEITES LÁCTEOS CARNE Y LEGUMINOSAS

MiPirámide, la pirámide alimenticia de Estados Unidos modificada en 2005, está formada por seis bandas verticales de colores, que representan los cinco grupos de alimentos y los aceites. La diferencia de tamaño de cada banda indica la proporcionalidad, o lo que cada persona debería comer de cada uno de los grupos de alimentos con respecto a los otros. Por ejemplo, los aceites están en la banda amarilla y es la banda más angosta, ya que solamente se necesita una pequeña cantidad de este tipo de alimentos en la alimentación de cada día.

Una de las novedades que apareció en esta pirámide modificada es que, en el lado izquierdo, se representan figuras subiendo escaleras que pretenden ilustrar la importancia del ejercicio, elemento que no figuraba en la vieja pirámide ni figura en MyPlate.gov.

Pero, en 2011, la mencionada pirámide se reemplazó con el plato MyPlate, con el fin de simplificar la información nutricional y así ser más útil para todas las familias. MyPlate está enfocado en las porciones de los alimentos a través de una división simple del plato donde la mitad del mismo corresponde a frutas y verduras y la otra mitad a granos y proteína con sus respectivas porciones.

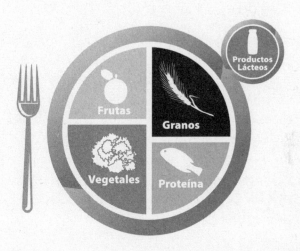

A continuación te doy la información acerca de cada una de las partes del plato a las que generalmente les corresponde un color. Cada color representa el tipo de alimento necesario por día.

GRANOS (naranja) – 3 a 10 onzas aprox.

Los granos son las semillas de las plantas de cereales tales como el trigo, el arroz y el maíz. Esta es una de las partes más grandes del plato, junto con los vegetales. Los granos integrales son ricos en carbohidratos como almidones y azúcares.

Muchos de los granos en cereales y panes han sido refinados, es decir que al grano se le quita la cáscara, por lo que se le quita fibra, hierro y vitaminas, o sea los nutrientes. En este grupo están los panes, la pasta y el arroz blanco. Para adolescentes son preferibles los granos enteros integrales. Es recomendable que la mitad de los granos que se ingieren sean integrales. Los granos integrales tienen un alto contenido de fibra, tienen vitamina B y aportan energía para jugar y pensar.

VERDURAS (verde) – 1 a 4 tazas aprox.

Las verduras tienen un alto contenido de potasio, magnesio y fibra, y tienen escasa grasa y calorías. Las verduras ayudan, entre muchas otras cosas, a tu visión y a mantener tu piel saludable. Pueden bajar la presión arterial y la posibilidad de enfermedades del corazón. Y podrían tener alguna incidencia en la prevención del cáncer. Muchos expertos sugieren que uno coma muchos vegetales de color naranja y verde oscuro (Vitamina A y carotenoides) los cuales son saludables para tu corazón, tu piel, tu visión y tu sistema inmunológico. El plato sugiere que varíes las verduras y varíes de color cada día.

FRUTAS (rojo) – 1 a 2½ tazas aprox.

¿Sabías que los niños de entre nueve y trece años deberían comer una y media tazas de fruta fresca al día? El banano tiene alrededor de cien calorías y es 76% agua, 22% carbohidrato y 1% proteína.

Las frutas son una importante fuente de potasio, magnesio y fibra. Son el postre de la naturaleza, dulce y delicioso, lleno de vitaminas y carbohidratos. Las frutas cítricas como la naranja, la mandarina y la toronja están llenas de vitamina C. Tu hijo te lo agradecerá porque va a tener:

➤ dientes y huesos fuertes

➤ menor cantidad de resfriados

➤ mayor facilidad para cerrar pequeñas heridas

➤ más energía para aprender y jugar

➤ fluido para el cuerpo proveniente del agua en las frutas

➤ mayor facilidad para mover los alimentos en su cuerpo (esto es por la fibra que contienen, además de ser bajas en grasa y sal)

....

Para tener en cuenta: Cuando tu hijo tenga ganas de algo dulce, pásale rápidamente una fruta.

....

ACEITES Y GRASAS – 3 a 11 cucharaditas

Los aceites no son un grupo alimenticio, por ende no se encuentran en el plato MyPlate. Sin embargo, es importante tener en cuenta esta categoría a la hora de comer. Pequeñas cantidades todos los días son esenciales para la salud ya que ayudan al sistema inmunológico a funcionar adecuadamente, refuerzan las estructuras de las células y mantienen la temperatura del cuerpo, entre otros beneficios. Se puede obtener la cantidad diaria recomendada comiendo pescados, nueces o usando pequeñas cantidades de aceite al preparar la comida. Los aceites que provienen de grasa animal son altos en colesterol. Los aceites de base vegetal, como los de oliva, de soja o de ajonjolí, son mejores para la salud. Se recomienda consumir este tipo de aceite y grasa porque son saludables y el cuerpo de tu hijo los necesita. Así que recuerda: a pesar de que no están en el plato, ¡no los olvides! Y asegúrate a su vez de no consumir más de lo necesario.

¿Sabías que el salmón o los pescados que vienen de agua fría están llenos de aceite omega-3 que ayuda a mantener un corazón sano, y que el aguacate tiene aceite saludable para el cuerpo?

PRODUCTOS LÁCTEOS (azul) – 2 a 3 tazas aprox.

Los productos lácteos tienen el mayor contenido de calcio y proteínas. En este grupo están la leche, el yogur y los quesos (que son hechos de leche de vaca, de cabra y de soja, entre otros). Estas son proteínas para el cuerpo de tu hijo, para construir huesos duros y músculos fuertes para un crecimiento óptimo.

La leche contiene calcio y vitamina B. Se recomienda consumir este grupo bajo en grasa o descremado.

¿Sabías que todos los productos lácteos contienen calcio pero algunos quesos pueden tener un contenido de grasa muy alto?

PROTEÍNAS (púrpura) – 2 a 7 onzas aprox.

En este grupo encontramos las carnes y legumbres. Las carnes de res, de cerdo, de pollo, los pescados y los huevos tienen un alto contenido de proteína, hierro y magnesio. Las legumbres como los frijoles negros, rojos, pintos, las lentejas, los garbanzos, las habas, las nueces, el maní, las almendras, las semillas, las arvejas y los pistachos, tienen alto contenido de energía y contienen proteínas, fibra y minerales como magnesio, potasio, hierro y zinc.

¿Sabías que los frijoles son de la familia de las arvejas y son buenos sustitutos para la carne ya que son ricos en proteínas?

PLATO "MAMI, ¡NO QUIERO SER OBESO!"

A pesar de que se simplificó la pirámide reemplazándola con MyPlate, yo quisiera que rescates el agua, que es fuente fundamental para tu hijo, los aceites y grasas, por pequeñas cantidades que sean, el consumo de granos enteros, el ejercicio y la disminución del tiempo de tu hijo frente a una pantalla.

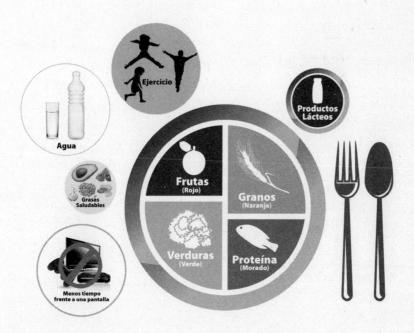

JUGANDO CON LOS CÍRCULOS Y LOS COLORES

¿Cómo puedes llevar una alimentación balanceada a la práctica en tu hogar? Te ofrezco hacer un juego con tus hijos. Agarra una cartulina blanca de 50 x 70 cm, dibuja las líneas con las medidas que ves en la ilustración a continuación y escribe las frases y palabras tal cual las ves en la imagen. Pasamos ahora a recortar círculos de colores o cuadrados de colores. Vas a necesitar una revista o papeles de cinco colores diferentes, estos colores son: naranja, verde, rojo, morado y azul claro, los cuales representan cada uno de los alimentos que debes darle a tu hijo diariamente. Recorta 21 círculos o cuadrados de 2,5 cm de cada uno de los colores —en total vas a tener 105 círculos o cuadrados para toda la semana.

Separa los círculos o cuadrados recortados por colores y guárdalos en cajitas separadas o en sobres que ya no necesites y escríbeles por fuera el nombre del color y el grupo de alimento.

Y ahora ¡a jugar! Asegúrate de darle a tu hijo todos los grupos de alimentos al desayuno, comida y cena. Cada vez que tu hijo consuma uno de los alimentos pertenecientes al grupo naranja (granos), verde (verduras), rojo (frutas), morado (proteínas) y azul claro (lácteos), pegas uno de los círculos o cuadrados del color correspondiente. Eso significa que en la caja del desayuno del día lunes deberían aparecer 5 círculos o cuadrados pegados indicando que consumió todos los grupos de alimentos. Así mismo deberían aparecer en las cajas de la comida y la cena. Al final del día, cuenta el número de círculos o cuadrados pegados y, si son quince, escribe en la caja perteneciente a la columna "TOTAL": "OK" ya que se cumplió la meta; si no se cumplió con la meta, escribe una "X".

Al final de la semana podrás visualizar fácilmente el consumo de alimentos de tu hijo.

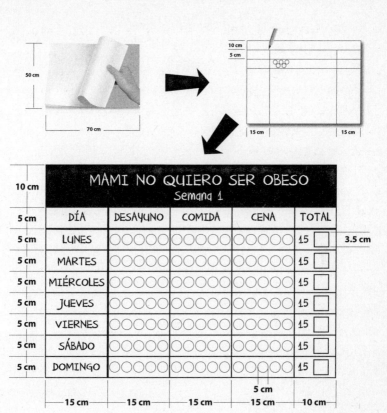

Siguiendo el diseño del plato que vimos anteriormente, la mitad del plato tiene que tener vegetales y frutas. Debes incluir vegetales verdes, como la espinaca y el brócoli, vegetales de hojas largas, grandes y rizadas, y vegetales anaranjados como la zanahoria, la calabaza y los pimentones.

También ten en cuenta que:

➤ Conviene comer diferentes frutas por día, especialmente frutas frescas en lugar de enlatadas.

➤ Los granos deberían ser enteros integrales, como por ejemplo la quinua, el arroz salvaje, el arroz integral, el mijo (*millet*) y el alforfón (*kasha*). Estos también vienen en galletas y panes.

129

➤ Es preferible la leche o yogures descremados, porque tienen menos grasas.

➤ Es mejor tomar agua que bebidas con azúcar, como las sodas.

➤ Si comes carne es bueno que tenga poca grasa, come el pescado, el pavo y el pollo sin piel.

➤ Debes reducir el consumo de sal.

➤ Puedes disfrutar de tus comidas, pero evita las porciones grandes.

Es aconsejable que el horario de las comidas sea regular, adaptado a los horarios de la familia y que se alcancen los requerimientos energéticos diarios mediante las tres comidas principales y dos o tres secundarias, considerando el desayuno como una de las comidas principales.

Algunas equivalencias de alimentos que consumimos con frecuencia:

1 taza de hojas de verduras verdes crudas =
½ taza de verduras cocidas o ½ taza de jugo de verduras crudas

1 rebanada de pan integral =
½ taza de granos cocidos o pasta integral

1 onza de nueces o semillas crudas =
2 cucharadas de mantequilla de nuez

15 mitades de nueces de nogal = 24 almendras

1 cucharada de aceite = 3/8 de aguacate

1 huevo = 2 claras de huevo

1 huevo = ½ taza de lentejas o frijoles cocidos

½ taza de jugo de fruta = 1 rebanada mediana de fruta

2 cucharadas de uvas pasas = 3 ciruelas pasas

Una porción de 3 oz de carne magra de res, ave o pescado = tamaño de la palma de la mano.

La alimentación debe planificarse de manera que incluya componentes de todos los grupos, de forma que queden cubiertas todas las necesidades nutricionales para tu hijo y tu familia.

¡Ponlo en práctica! Sigue estos consejos...

➤ No visites el supermercado o la tienda de alimentos cuando tengas hambre.

➤ Muéstrales a tus hijos la manera en que funcionan los órganos de su cuerpo cuando están sanos, y la manera en que podrían alterarse si no lo están.

➤ Sirve platos con muchos colores. Entre más colores tenga la comida en el plato de tu hijo, más nutrientes llegarán a sus células.

➤ Limita el consumo diario de alimentos ricos en grasas saturadas y colesterol, como la carne roja.

➤ Un vaso de leche entera equivale a la misma cantidad de grasa de cuatro lascas de tocineta.

➤ Reemplaza las grasas saturadas y grasas *trans* por grasas insaturadas procedentes del aceite de oliva, el aguacate, el pescado, las nueces y las semillas.

➤ Desarrolla en ellos el espíritu de investigación e información sobre comida saludable motivándolos a bajar aplicaciones (*apps*) sobre este tema.

CAPÍTULO 6

Un nuevo comienzo... y una mirada al pasado

HISTORIAS DE VIDA:
Mami, ¡no quiero ser obeso!

Te doy las gracias Alexandra por hacer esta carta, ya que nunca me atreví a decírselo a nadie. Cuando la leí después de que me la enviaste, lloré inmensamente… Gracias por ponerla en tu libro. Espero que alguien que sea responsable de un niño construya un mejor futuro para él.

Mi hijo Santiago nació en un hogar donde la ilusión de que llegara era lo mejor que nos pudo haber pasado, a pesar de que cuando lo tuvimos yo tenía cincuenta años. Me casé por cuarta vez con una bella mujer llamada Sofía. Sofía hizo que la ilusión del amor llegara de nuevo a mi vida… volver a empezar. ¡Un nuevo hogar!

A pesar de ser considerado una persona inteligente, se me salió de las manos la obesidad de mi hijo. Tenía que trabajar muy duro para poderle dar en ese hogar lo mejor a cada uno. Les compré una casa bella, pudimos viajar, darnos gusto en aquellas cosas materiales que desea la gente. No fue siempre así en todos estos años; hemos pasado momentos económicos muy difíciles, pero nuestro amor y el apoyo incondicional de Sofía han hecho que sigamos luchando.

Santiago no conoce qué es comer verduras y frutas. Para Sofía las frutas y las verduras son más caras que los panes llenos de grasa y las galletas. Cuando en ocasiones le pica frutas a Santiago las pica muy pequeñas y las divide para dos comidas. En muchas ocasiones he tenido que botar las frutas podridas que quedan en el refrigerador. Su vida gira en torno a la comida. Cuando desayuna pregunta a qué horas se va a servir el almuerzo. Mientras almuerza quiere saber qué preparará Sofía para la cena. Yo todos los días le pedía a Sofía que cambiara los hábitos alimenticios de Santiago. Sin embargo NUNCA encontré respuesta. Hoy Santiago tiene once años y es un niño obeso. Pesa 160 libras (72 kilos).

Cuando Santiago era un niño tampoco hacía ejercicio como un niño normal: Sofía no dejaba que él corriera porque se iba a caer; si montaba en bicicleta le decía que poco tiempo porque iba a ensuciarse con el sudor. Y la comida en casa no era más que procesada. Sofía no entiende que la buena alimentación es un equilibrio. Creo que por el exceso de harina en su cuerpo Santiago desarrolló gastritis y reflujo. Cada vez que le dan algo natural y saludable, le dice a la gente que tiene problemas de reflujo y que solamente puede comer ciertos alimentos… la verdad es que ya Santiago está convencido de esto.

Cuando fuimos al pediatra inmediatamente nos dijo que el niño estaba obeso, que deberíamos iniciar una dieta. Santiago tenía que perder 50 libras (23 kilos). Nos entregaron la dieta para todos los días con alternativas de menús y con las porciones adecuadas y fuimos a comprar ese mismo día al supermercado todos los alimentos. El primer día de inicio de la dieta, Sofía preparó con especial cuidado todo lo indicado… desde la mañana ya tenía el almuerzo y la cena, lo mismo las meriendas. Santiago reaccionó agresivamente y decía: "¡No Mamita, no quiero comer esa comida… dame pan, dame mi arroz, dame un pedacito de pechuguita con pasta, un poquito de helado!". Se levantaba de la mesa y empezaba a llorar.

Sofía reaccionó de la misma manera, agredía a Santiago a gritos y le decía, "¡Come ya Santiago! ¡Come ya, o si no, no tienes merienda… mira cómo estás…!". Así pasamos cuatro días seguidos; los gritos y las peleas se volvieron una cuestión cotidiana. Al quinto día Sofía se dobló a Santiago. Poco a poco le volvía a dar todo lo que no debía comer… Hizo todo lo contrario a lo que debía. Poco a poco abandonó fácilmente el reto y dejó nueva-

mente todo en manos de Santiago que es un NIÑO. De esta experiencia les puedo decir que lo peor aún no llega.

Ahora Sofía critica todos los días a Santiago por gordo, por incapaz de hacer una dieta, porque no come de manera saludable, porque no come frutas, verduras y alimentos naturales. Pero Sofía nunca entendió que, como dice el libro, "la que elige es ella, no él".

Me siento frustrado... cansado... y lo peor es que padezco diabetes hace más de quince años; me hacen diálisis una vez por día... Ni así Sofía quiso cambiar de idea, de actitud y tener determinación para cambiarle el futuro a nuestro hijo.

Santiago es un niño inteligente, encantador, hace amigos muy fácilmente, le va muy bien en el colegio. Los valores se los he inculcado de manera radical y él, a pesar de tener un temperamento rebelde, los ha ido adquiriendo poco a poco con éxito. Me tiene como una figura paterna que inspira respeto y confianza. Sé que esto le ayudará para que cuando sea un adulto, que estoy seguro y lo digo con dolor en mi alma... un adulto obeso con grandes problemas de salud, tenga por lo menos carácter y entereza para enfrentar lo que le espera.

Espero que cuando Sofía y Santiago lean este libro retomen la conciencia y se pueda salvar la vida de mi hijo. ¡Gracias Alexandra!

—Armando

EL PRIMER RETO DEL DÍA: EL DESAYUNO

Un desayuno nutritivo para tu hijo preparado con amor y dedicación le permitirá empezar un día lleno de energía. He tenido la perseverancia para prepararle hasta la fecha el desayuno a mi hija, se lo decoro con los mismos alimentos, ella siempre les toma fotos y presume con sus amigos. La mayoría de ellos no sabe qué es un buen desayuno pues, por lo general, ponen un cereal con colorantes y azúcar en sus platos y agregan leche cargada de grasa. Es uno de los placeres que tengo cuando ella espera ansiosamente su desayuno. Además, es una excelente oportunidad para conversar y aprovecho para desearle un buen día; nos damos afecto y cariño.

Muchas veces omití el desayuno antes de entrar en este reto. Sentía hambre como a las once de la mañana y comía cualquier merienda poco saludable. Luego almorzaba poco, y por la noche me quería comer un dinosaurio y por supuesto que lo hacía. Ahora es mágico pues disfruto inmensamente mi desayuno: casi todos los días consumo avena con nueces y uvas pasas endulzadas con miel, unas semillas de linaza que me ayudan a la digestión y fresas picadas. Al hacer varias comidas durante el día con las porciones que mi cuerpo necesita, llego a la noche tranquila sin ansiedad de hambre ni llenura. Procuro no comer carbohidratos en la noche. Para cerrar el día, antes de acostarme tomo un té caliente de manzanilla o de canela. El placer que siento diariamente se ve reflejado en mi figura. No puedes saltar el desayuno ni menos el de tu hijo ya que es el alimento más importante del día.

Los desayunos que encuentras en la calle te ofrecen un menú lleno de tiras de tocineta, rosquillas de harina blanca, panes llenos de azúcar, carnes llenas de grasa, cafés llenos de crema, huevos que no saben a huevo. El desayuno no es una comida más, es el primer alimento del día y es el más importante. Le ayudará a tu hijo a tener mayor rendimiento en el colegio, en sus actividades, su cuerpo tendrá el día para quemar calorías produciendo más energía. Además, tus hijos apreciarán que les prepares el desayuno, que te sientes junto a ellos y veas cómo se están llenando de nutrientes sanos para iniciar la jornada del día.

La publicidad tiene mucha influencia sobre el gusto a la hora de alimentarte, y más aún sobre el de tus hijos. Generalmente, esta influencia no es la más sana ni la más conveniente, sino la que busca aumentar las ventas de los anunciantes, cuyo objetivo no es cuidar de tu salud sino aumentar sus rendimientos financieros.

Desafortunadamente, vemos con frecuencia que la gente aprende a comer sano cuando su médico o algún familiar cercano le dice que debe cambiar la dieta después de un infarto u otra enfermedad complicada. Nos educan en muchos aspectos, pero muy rara vez aprendemos a alimentarnos. Hasta hay veces que ni siquiera los estudiantes de cocina lo saben. Ellos aprenden de sabores y texturas pero no de salud.

Un día de repente, a la fuerza, entendemos que existen granos enteros integrales, leches de origen vegetal, frutas y verduras para conservarnos con vida o con una vida sana. Muchas enfermedades como la diabetes, la hipertensión, el cáncer, el intestino irritable, y muchas más que he venido mencionando a través del libro, son estimuladas por la mala alimentación. Por eso tú, como cabeza de familia, puedes enseñarles a tus hijos la prevención de enfermedades con una comida sana y la primera de esas comidas es el desayuno.

Algunos ejemplos de los desayunos que le preparo a mi hija diariamente son:

➤ *Pancakes* hechos en casa con masa integral, trocitos de chocolate amargo, un huevo revuelto y medio banano. Leche baja en grasa con un poco de café.
➤ Un huevo duro, fresas y melocotón picado y un poco de yogur griego con granola por encima.
➤ Avena con leche baja en grasa, nueces, uvas pasas con canela, frutas en rodajas y una tirita de pescado como tilapia, mero o pargo, al lado.
➤ Huevo con tomate y cebolla picada, una tajada de queso bajo en grasa y una tostada de pan de centeno.
➤ Tostada de pan integral con granos cubierta con mermelada hecha en casa, champiñones asados, yogur con avena y pera picada.

➤ Esta opción que te presento a continuación le encanta y seguro a tu hijo también le encantará. Hierve 1 taza de quinua en 2 tazas de agua. Deja que se enfríe. En un tazón grande mezcla 2 manzanas en cubitos, 1 taza de arándanos frescos, ½ taza de nueces picadas y 1 taza de yogur griego. Todo eso junto es delicioso y nutritivo.

Como verás, en ninguno de los ejemplos ves que le dé cereales de caja. Así que, hablemos un poco de la locura del cereal. Cuando te dicen "cereal", ¿en qué piensas? Las que siguen son algunas posibles respuestas:

➤ cereales de colores
➤ cereales con dibujos atractivos
➤ cereales que tienen un juguete para tu hijo
➤ cereales que viste en los comerciales

Poner frente a tu hijo un plato de cereal como su primer alimento del día, es de las primeras costumbres que debes cambiar. ¡Ojo! Cereales no integrales. Es importante que entiendas que un desayuno para tu hijo es muy diferente al tuyo. Tus hijos están en pleno crecimiento y necesitan consumir carbohidratos, proteínas, grasa, fibra, vitaminas y minerales al inicio del día.

Cuando llegas al supermercado, es tan grande la oferta de cereal que no sabes qué hacer. Es una hilera muy grande con mil opciones. Las empresas gastan millones de dólares tratando de convencernos de que su marca es la más saludable. Sientes como si te estuvieran torturando hasta hacerte rendir ante su producto. Ellos primero tratan de seducir a nuestros hijos incluyendo figuras o juguetes adentro de la caja, pero tú debes analizar la cantidad de azúcar, fibra y su verdadero valor nutritivo. No hay mejor ejemplo que el de cambiar el cereal lleno de azúcar o de colores artificiales por unas hojuelas crujientes de avena, endulzada con miel o un plato de quinua con cerezas secas y banano picado.

¿Sabías que la quinua tiene el doble de proteínas que la mayoría de los cereales y menos carbohidratos?

Los cereales azucarados hacen realidad lo que yo he denominado "el engaño del aumento del costo del alimento". Una taza de cereal es más costosa que una taza de avena o de quinua, y eso es lo que ocurre cuando las compañías convierten un puñado de maíz en un alimento procesado. Estas compañías invierten mucho dinero en crear nuevos y más atractivos cereales. ¿Y qué decir de la porción a comer? Entre más grande la taza, mayor la cantidad de azúcar. No todo lo que diga *light*, más fibra, más natural o que contenga imágenes de apariencia saludable, realmente lo es. Los colorantes abundan en los cereales, son aquellos que te dejan la leche con colores.

Debes tomarte el trabajo de leer el contenido de las cajas muy despacio. Los padres somos la cabeza pensante para filtrar la información de la publicidad que llega a nuestros hijos. Tienes que ser escéptico, invierte tu dinero en cereales integrales como el trigo sin refinar, arroz integral, quinua, avena, centeno. Los cereales integrales tienen proteínas, carbohidratos, vitaminas y minerales.

Un día ve exclusivamente a comparar cereales al supermercado y compara los cereales llenos de fibra, bajos en calorías, sin azúcar, sin colorantes versus las cajas con valores opuestos. Te llevarás una sorpresa. Dicen en las cajas tener más fibra, pero entonces tienen azúcar o, si tienen menos azúcar, no tienen fibra. La avena crujiente, como la granola con semillas de girasol o la avena grande o pequeña, es una excelente opción. Con la avena les puedes hacer tortillas, galletas, arepas, *muffins* o granolas.

Datos interesantes de la avena:

➤ Obtuvo el primer sello de aprobación de la Administración de Alimentos y Medicamentos (FDA, por sus siglas en inglés).

➤ Está llena de fibra soluble, sustancia que reduce el riesgo de enfermedades del corazón.

➤ Corta la grasa en el intestino.

➤ Contiene diez gramos de proteína por cada porción de media taza.

➤ Ayuda a prevenir el taponamiento de las arterias con grasa.

➤ Calma la ansiedad.

➤ Es un carbohidrato de absorción lenta evitando así sensación de fatiga.

➤ Tiene un bajo contenido de sodio.

➤ Tiene un alto contenido de potasio.

¿Y LOS QUÍMICOS DÓNDE ESTÁN?

La FDA aprueba las etiquetas para los productos alimenticios y los fabricantes están obligados a enumerar todos los ingredientes que tienen. Cada vez está más cerca el momento en que todos los alimentos, incluidas las frutas, tengan esta información.

Los conservantes de los alimentos procesados se convirtieron en la salvación de padres como tantos de nosotros, padres que necesitaban alimentos listos para consumir. Así los supermercados y tiendas se llenaron de esos alimentos y, de la misma manera, empezaron a formar parte de la lista de compras en todos los hogares. No esperes a que los Gobiernos o la FDA te den información o cuiden de ti. Tú lo puedes hacer leyendo, informándote e identificando los ingredientes nocivos.

La vida moderna trajo a la mesa de tu hogar los alimentos procesados que vienen en cajas, en bolsas, en latas, que están llenos de químicos, conservantes y aditivos. No solamente debes conocer sus nombre sino también saber que existe la manipulación química en alimentos como el maíz. ¡Si le adicionamos a esto lo que hacen con las carnes, asusta! En ciertas carnes, pescados y pollos, se utilizan hormonas de crecimiento y antibióticos, alterando nuestro sistema de una manera lenta pero que, a largo plazo, no va a ser beneficioso para la salud. El cáncer es un ejemplo de enfermedad que solía afectar exclusivamente a ancianos y es hoy una enfermedad que puede afectar a todo el mundo, incluidos los bebés. Por eso, te invito a que te vuelvas un detective experto en identificar estos ingredientes nocivos en los alimentos. Hemos creído que ganar tiempo con un alimento procesado era bueno, pero no es tan así. Tienes que elegir con información y conocimiento. La concientización debe venir de ti para frenar esta modernización acelerada que está llevando a tus hijos a contraer enfermedades tal vez irreversibles.

Veamos las características de algunos de los preservativos o conservantes más utilizados. Tú eliges si los llevas para el consumo diario de tus seres queridos.

Butilhidroxianisol (BHA, por sus siglas en inglés)

El BHA se ve muy seguido en las cajas de cereales porque se utiliza como conservante de alimentos secos. También es utilizado en alimentos de gran contenido graso. Ayuda a prevenir la ranciedad características de estos alimentos cuando entran en contacto con el oxígeno. Se cree que el BHA en alimentos procesados podría estar relacionado con un aumento en la hiperactividad, erupciones en la piel y asma en los niños.

Sulfitos

Los sulfitos inhiben el crecimiento bacteriano. Se usan para el color y conservación de frutas y verduras. También se utilizan en algunas harinas. Estos productos químicos pueden causar problemas para respirar y dolor de estómago.

Benzoatos

La lista de benzoatos es larga, e incluye el sodio y el benzoato de potasio, el benzoato de calcio, el ácido benzoico, el propilparabeno y el metilparabeno. Los benzoatos se adicionan para eliminar bacterias, levaduras y hongos. Cuando el benzoato de sodio se combina con la vitamina C, el resultado es la creación de una molécula llamada "benceno" que es cancerígena.

Nitratos

Los nitratos se usan en las carnes, procesadas o no, ya que ayudan a enriquecer su color. Los nitratos reaccionan con los ácidos de nuestro cuerpo formando unas moléculas posibles causantes de cáncer. Los nitratos inhiben el crecimiento de las esporas bacterianas que causan botulismo o envenenamiento por alimentos.

Los conservantes no son los únicos protagonistas malignos de tus alimentos. Los plaguicidas, fertilizantes y pesticidas son otros intrusos que llegan a los cultivos y luego a los platos de tus seres queridos. Las carnes tienen hormonas de crecimiento y grandes cantidades de antibióticos a menos que tengamos la seguridad de que los animales de los que provienen han sido alimentados de manera natural.

PLAZAS DE MERCADO, GRANJEROS, TIENDAS ÉTNICAS… VOLVIENDO A LO BÁSICO

El "costo" de los alimentos orgánicos o naturales radica en cambiar nuestro hábito de sólo ir al supermercado cuando hay otras opciones que podemos explorar. Una es acudir directamente donde los agricultores en sus fincas o granjas. Otra es buscar los mercados que reúnen semanalmente los productos frescos de todos esos agricultores o también los mercados con personas que producen productos artesanales como panes y quesos, los cuales exhiben en estos sitios.

Hay que tener cuidado porque no siempre los precios son los más accesibles. En muchos pueblos y ciudades existen estos pintorescos espacios, así como tiendas de productos étnicos, sobre los que más adelante les contaré anécdotas que me permitieron reducir el costo de ciertos alimentos como la carne, que es un poco más costosa.

Cuando visito estos sitios, sus olores me recuerdan a mi niñez. Mi madre siempre buscaba alimentos frescos; cada semana los escogía en una plaza gigante de mercado, donde quien la servía cargaba unos canastos que se llenaban con vegetales y frutas frescas. Luego pasaban al carnicero que le tenía la carne sin grasa ya arreglada y cortada. En la estación de los granos ella escogía por libras lo que deseaba y lo empacaba en unas bolsas de papel reciclable. Le empacaban frijoles rojos y blancos, arroz integral, harina de trigo y salvado, garbanzos, arvejas secas, habas y lentejas.

Antes de iniciar este reto, recordaba estas escenas con mucha añoranza. Hoy, en cambio, hago lo mismo que hacía mi madre: volví a lo básico. Creí que en un país como este iba a ser difícil, y descubrí que estaba todo más cerca de lo que creía.

En este momento te puedo decir que los precios en muchos productos naturales u orgánicos son más accesibles. Además, es una sensación agradable el tener contacto con quien cultivó y cuidó las lechugas o cebollas que voy a comer. Tú puedes ir haciendo grupos donde intercambien nuevas experiencias en la consecución de nuevos alimentos. Recuerda que todos estos alimentos los debes comprar de la temporada. No solamente mantienen un mejor sabor y un alto contenido nutritivo, sino que se utilizan menos transporte y combustible, y no será necesario refrigerarlos y transportarlos desde lugares muy lejanos.

Otra ventaja, que afecta al medio ambiente, es que los alimentos naturales no necesitan demasiados empaques y ayudan a reducir la cantidad de desperdicios producidos en tu casa. Estos desperdicios tienen que ir a parar a algún lugar de nuestro entorno, y esto implica además un costo cada vez mayor para convertirlos en basura.

La otra tarea que hay que realizar con dedicación, aunque soy consciente de que no es fácil, es buscar una buena carnicería. Aquí te recomiendo buscar en tiendas de otras culturas. O el carnicero de un supermercado. Soy consciente de que los supermercados de comida orgánica todavía tienen los precios muy altos en carnes rojas especialmente. Sé que no es fácil, pero yo tengo diferentes sitios para buscar los alimentos. Las frutas y las verduras se las compro a granjeros cerca de mi casa, el pollo lo consigo en una tienda india, las carnes en un carnicero de un supermercado latino así como los granos, las legumbres, la leche y los huevos.

Yo lo aprendí con una vecina que es de la India y compartíamos diferentes platos saludables. Cada vez que probaba su pollo, era delicioso pues era libre de hormonas y de antibióticos. Ella me llevó adonde lo compraba. Era una pequeña tienda en una ciudad cerca de la nuestra que tenía todos los productos de la India. Encargabas el pollo por teléfono y lo recogías al otro día. Te lo cortaban en pedazos y te lo empacaban. Y lo mejor… ¡este pollo era mucho más barato que en los supermercados!

Hay que buscar dónde comprar carnes libres de químicos. No es fácil pero hay que intentarlo. En algún lugar habrá un carnicero en el que puedes confiar. Cuando visites una granja podrás notar la diferencia cuando ves animales que se alimenten de una manera natural, con hierba.

COMER SANAMENTE CON BAJO PRESUPUESTO

Siempre me preguntan si no es más caro comer de manera saludable y yo respondo que pueden quedarse tranquilos, que no vaciarán su cuenta de banco tomando la decisión correcta al escoger los alimentos debidos. De hecho, con un poco de planificación hasta podría ser más económico en la simple factura del supermercado. Pero cuando consideras el deterioro del organismo que sufres por la equivocada elección de alimentos, puedes llevar a costosos gastos médicos en el futuro. Ahí también podemos medir si comer sano es costoso.

Consumir un alimento procesado conlleva una cadena de tareas que incluyen desde la invención del producto, las innumerables pruebas previas al lanzamiento al mercado, el proceso de fabricación, el empaque, el transporte, el almacenamiento y la guerra publicitaria para vendernos la idea de que debemos comprarlo. Como podrás ver, es mucho el dinero invertido y, en algún momento, esas inversiones realizadas por las industrias en los productos que colocan en el mercado van a ser pagadas por alguien. Y ese alguien no es ni más ni menos que TÚ, el consumidor.

Cambia la dependencia de los alimentos procesados y notarás el ahorro de dinero. Una dieta basada en alimentos integrales en su estado natural te permite controlar lo que vas a ofrecer en las comidas que se preparan para tus seres queridos y, en última instancia, lo que entra en sus estómagos. Los alimentos integrales como frutas y hortalizas frescas, granos, legumbres, frutos secos y semillas, pescados y carnes, son mucho más nutritivos que los procesados. No podría ser de otra manera.

No dejes de pensar que, cuando compras comida saludable, compras un futuro tranquilo con calidad de vida para ti y tu familia. Menos visitas al médico, menos depender de medicamentos y, obviamente, menos visitas a la farmacia a comprarlos. Es mejor visitar el supermercado en busca de alimentos frescos y naturales. Así es como todo comienza cuando vas al mercado, allí comienza la verdadera economía, la salud y la tranquilad de cuidar tu cuerpo, el de los tuyos y, de pasada, ayudas al medio ambiente.

Tener variedad de alimentos vegetales en nuestra despensa es el comienzo de una alimentación sana. Si elijes frutas frescas, verduras, proteínas y granos enteros integrales, tú tendrás lo que se necesita para crear deliciosas y sanas comidas.

Ten los siguientes puntos en cuenta al elegir alimentos:

Granos y panes

➤ Siempre son preferibles los granos integrales o enteros, tales como la avena que es más nutritiva y más económica que los granos con adición de azúcar que vienen en lindas formas y llamativos paquetes. Además, tú puedes comprar estos granos a granel, o sea por libras, para ahorrar aún más.

➤ Los granos son la parte menos costosa de tu presupuesto para alimentos. Los granos integrales son aquellos que contienen el grano completo, es decir: la cáscara, la semilla y el saco embrionario. La avena integral, el arroz integral e incluso las palomitas de maíz (sin sal y mantequilla añadida) son ejemplos de granos integrales. En el proceso de refinar los granos, estos son molidos, lo cual les elimina la semilla y la cáscara. Con esto se logra una textura más fina y que sean menos perecederos, pero en el proceso pierden la fibra, el hierro y muchas vitaminas del complejo B. Los granos integrales proveen altos niveles de fibra, además de vitaminas, minerales, antioxidantes y sustancias que reducen el nivel de colesterol y previenen el cáncer, lo que no se encuentra en los granos refinados.

➤ Si compras una gran bolsa de pan, quita unas cuantas rodajas para el día y congela el resto para que el pan no se malogre. Cada día puedes tomar unas cuantas rodajas del congelador para el uso de ese día.

➤ Mejor aún sería si decidieras hornear tu propio pan. Una vez que aprendas, ni siquiera tendrás que mirar en el libro de recetas y sabrás de memoria qué ingredientes usar. Además, el resultado es un producto no solo delicioso sino muchísimo más sano que el que compras empacado.

➤ Hacer galletas en lugar de comprarlas en tiendas se convierte en una tarea creativa que puedes hacer en compañía de los niños. Hasta puedes usar moldes para darles formas que los estimulen a su consumo aún más.

Frutas y verduras

➤ Las frutas y las verduras son esenciales para la nutrición porque están llenas de minerales, fibra y enzimas que fortalecen la salud. Asegúrate de seleccionar una gran variedad de colores para obtener cantidades adecuadas de todos los nutrientes. Te sugiero comer fruta o verdura en cada comida. Comer saludable es una buena idea con opciones de bajo costo tales como manzanas, plátanos, naranjas, apio, zanahorias, remolacha y repollo, pomelos, cebollas, nabos y papas.

➤ En primavera compra bayas, ruibarbo, lechugas, espinacas y verduras de raíz.

➤ En verano compra cerezas, melones, fresas, duraznos, haz ensaladas de verduras, compra tomates, maíz, guisantes y frijoles.

➤ Trata de comprar de una granja local o cooperativa. Si tienes un congelador horizontal, puedes cortar verduras rápidamente y luego guardarlas en bolsas Ziploc (al vacío si es posible).

La leche

➤ Los productos lácteos son una fuente importante de calcio. La leche descremada, el queso *cottage* sin grasa y el yogur y el kéfir son opciones recomendables. Piensa siempre en queso bajo en grasa o yogur natural en su lugar. La leche descremada es más barata que las leches enteras.

➤ La leche en polvo desnatada es útil como un sustituto de la leche para cocinar u hornear.

➤ La leche de soja es deliciosa y una excelente alternativa a la leche si tu hijo o un ser querido no tolera la lactosa. Puedes probar también con otras alternativas a la leche tales como la leche de arroz, la leche de almendras o la leche de cabra para los estómagos difíciles o intolerantes a la lactosa.

Proteínas

➤ La proteína es necesaria para la construcción de un cuerpo fuerte y saludable, pero también puede ser la parte más costosa de tu presupuesto al ir al mercado. Hay formas de conseguir una gran cantidad de proteína en tu dieta que no sea de origen animal y que sea menos costosa. Entre las fuentes de proteína se encuentran los frijoles, los garbanzos, el tofu, las nueces, las semillas, los huevos, los pescados congelados y el atún en agua enlatado.

➤ Las carnes no son tan baratas. Por eso si consigues pollo o pavos a buen precio, cómpralos y ponlos en el congelador.

➤ Los frijoles secos, las legumbres y las lentejas son excelentes fuentes de proteína y fibra que ayudan a tu bolsillo y a tu salud.

➤ Busca cortes lisos, sin empanizar, de pescado blanco. La tilapia es una buena opción.

➤ Sirve los platos de carne con menos cantidad y más legumbres, lentejas o frijoles combinados con granos, como arroz integral, para reducir el costo de la carne.

➤ Utiliza la opción de hacer una comida a la semana con huevos, casi como si fuera un desayuno. Es una excelente opción y muy económica.

LA COMIDA ORGÁNICA

El conocer cada vez más sobre la comida orgánica te va a permitir tomar tus propias decisiones de manera consciente e informada. Hoy más que nunca deseo que tú y las futuras generaciones tengan una mejor calidad de vida presente y futura, previniendo a través de una alimentación saludable las enfermedades crónicas que nos deja la gordura u obesidad.

El término "comida orgánica" se ha introducido en los últimos tiempos en nuestro vocabulario y en las tiendas de víveres. Está tomando una fuerza increíble en los pequeños y grandes mercados, desarrollando cada vez más adeptos. Pero, ¿qué son los alimentos orgánicos?

Los alimentos orgánicos son aquellos que se producen sin utilizar insumos como los pesticidas sintéticos, fertilizantes químicos, disolventes industriales o aditivos químicos. No son organismos genéticamente modificados. Los alimentos producidos orgánicamente se consideran mejores para el medio ambiente ya que reducen la amenaza de los pesticidas en la tierra donde son cultivados, así como para el ser humano y especialmente para tus hijos que están comenzando a formar su cuerpo y su mente.

Uno pasa por varias etapas en este cambio. Empiezas por sustituir los alimentos procesados por alimentos naturales. Cada día vas reemplazando poco a poco y luego vas reemplazando algunos naturales por orgánicos, y al final vas a tener una mezcla de los dos. Hay personas que terminan solo consumiendo lo orgánico. Yo recomiendo revisar cómo bajan los precios y mientras bajan, combinar. Sin embargo es importante consumirlos para que los precios bajen y los productores locales se motiven más a producirlos. ¡En este proceso de cambio, si te quedas solo en lo natural ya has ganado!

La comida orgánica representa para mí el comienzo de un largo camino de entendimiento, conocimiento y cambio. Allí radica mi comienzo, que hoy comparto contigo. Aunque pueda parecer extraño, ha sido la comunidad amish la que ha formado parte de esta iniciación, dejando una huella muy profunda en mí. Sin embargo, yo no sabía que se había marcado esta huella hasta que enfrenté mi problema de sobrepeso.

Todo comenzó hace veinte años, mientras yo trabajaba en una compañía multinacional de tecnología. El idioma inglés era una herramienta importante para poder seguir mi progreso profesional. Cuando nació mi hija Lorenza, y debido a que yo no quería dejarla sola en manos de alguien que la cuidara todo un día, pedí una licencia no remunerada por seis meses para compartir más tiempo con ella mientras estudiaba inglés. Su padre me apoyó y así estuve viviendo por cinco meses en una ciudad en Estados Unidos que tenía al lado una comunidad amish. Mi hija Lorenza tenía tres meses de edad.

La familia americana que me alojaba me preguntó dónde dejaría a mi hija mientras estuviera yo estudiando. Me sugirieron tres opciones: la guardería pública de la ciudad, una niña estudiante que la cuidara en la casa y los amish. Descarté la guardería pública ya que no creía que pudieran darle a mi niña el cuidado personalizado que yo buscaba. La niñera podía ser una buena opción, pero ¿cómo podía yo saberlo, si no conocía a esa niña? Quedaba la tercera opción: los amish. Pero, ¿quiénes eran?

Los amish son una agrupación conocida principalmente por su estilo de vida simple, su vestimenta modesta y tradicional y por su resistencia a adoptar comodidades modernas. No utilizan la luz eléctrica, no conocen las armas, trabajan la tierra con abonos naturales, cultivan los alimentos que consumen o los venden los fines de semana en mercados de la ciudad. Viven en fincas a las afueras de las ciudades o pueblos y construyen sus propias casas. Para los amish, las habilidades domésticas y agrícolas son una parte muy importante en la educación de sus niños. Son excelentes carpinteros, fabrican sus muebles, sus graneros, y se ayudan los unos a los otros.

A los quince años, las niñas amish pueden trabajar como niñeras y son ellas quienes entrevistan a la familia y deciden si aceptarán cuidar a ese niño. ¡Quedaron encantadas con mi hija Lorenza! Desde ese día, cada mañana, antes de ir a mis clases de inglés, yo conducía mi vehículo para dejar a mi hija con su niñera amish. Ya tenía que irle introduciendo comida en papilla, o sea alimentos blandos, a la dieta de mi hija así que decidí ir al supermercado a comprar las frutas, verduras y carnes para hacerle sus papillas. ¡Oh sorpresa! Me dejé tentar por la variedad infinita de papillas en el supermercado. Diseños bellos de etiquetas, variedades, colores llamativos que me tentaron tanto que terminé comprando una inmensa variedad para todos los días. Como toda madre dedicada, yo dejaba cada día a mi niña con su lonchera con sus papillas procesadas de fruta y vegetales.

Pasados algunos días, comenzaba a llamarme la atención que la lonchera volviera siempre intacta. ¿Acaso Lorenza no comía? Ema, la mamá de la niñera amish, me informó que por supuesto mi hija sí comía lo que ellos le ofrecían, que eran los mismos alimentos naturales, orgánicos, recién sacados de la tierra que les daban a sus propios hijos amish. Papilla de arvejas, de zanahoria, de calabaza, de brócoli, de batata, de lentejas, de frijoles blancos, de frutas de temporada y panes de diferentes granos enteros o integrales que preparaban en la mañana, formaban la nueva alimentación de mi hija. Al poco tiempo mi bebé comenzaba a verse más saludable y rosadita. Todos los días salía Cora con su pelo recogido y con una canasta de verduras o frutas que habían recogido sus hermanos temprano en la huerta y en los árboles y me mostraba lo que le iban a preparar. ¡Qué lección me dieron! En Colombia seguramente lo hubiera hecho de esa misma forma, pero cuando uno ve tanta oferta tentadora de alimentos procesados, ¡cae fácilmente!

Los amish me recordaron que, en ese país en el que lo procesado abunda, sí se puede llevar a la boca de los hijos comida que sale de la tierra, fresca y natural, aquella con la que nos criaron nuestras mamás. Por eso yo insisto en que *hay que volver a lo básico*.

Para tener en cuenta: ¡Vuelve a lo básico! A los alimentos frescos, naturales u orgánicos preparados en casa.

CUERPO SANO EN UN PLANETA SANO

Siempre he creído que nosotros y el planeta tenemos el mismo destino y estamos unidos a la Tierra, que es la que nos provee de los alimentos y sus nutrientes. Somos parte integral de un mismo universo en el cual dependemos unos de otros.

Un planeta saludable ofrece un suelo con alimentos naturales, no contaminados. El comer estos alimentos sanos y tener conciencia del cuidado del planeta, influye de manera positiva en la salud de nuestro cuerpo y nuestra mente. Luego, un cuerpo y una mente sanos influyen de manera positiva en el medioambiente que, entonces, nos da productos más saludables. Y el ciclo vuelve a comenzar.

Para tener en cuenta: Comer saludablemente promueve la sustentabilidad del medioambiente.

Permíteme insistir en mi recomendación de comprar alimentos de proveedores y granjeros locales, sobre todo cuando las frutas y vegetales están en temporada, ya que no solamente mantienen un mejor sabor y un mayor contenido nutritivo, sino que generan menos contaminación al reducir los costos de transporte y combustible necesarios para refrigerarlos y transportarlos a grandes distancias. Además, como ya hemos dicho, los alimentos naturales no necesitan tanto empaque y esto ayuda a reducir la cantidad de desperdicios producidos en cada casa, y los procesos para la eliminación de estos desechos, impactando en el medio ambiente.

Cada vez más se están reemplazando las bolsas de compras plásticas por bolsas reutilizables. Inclusive, en varios estados de Estados Unidos ya las bolsas plásticas están prohibidas. Eventos globales como el Día de la Tierra y la Hora de la Tierra están haciendo que cada vez más personas participen en el movimiento que impulsa a limpiar el planeta de la contaminación e impulsar lo verde ¡y que sea sustentable a largo plazo para nuestras próximas generaciones!

Hace diez años, los alimentos orgánicos eran más costosos que los tradicionales. Sin embargo, hoy en día, al compararlos noto que la brecha ya no es tan amplia. Los alimentos orgánicos son más accesibles. De todos modos, me gustaría darte unas ideas que pueden ayudarte a disfrutar de la comida orgánica sin altos costos. La clave está en comprar poco y fresco. Si reduces las porciones, limpias tus alacenas de comida enlatada, conservada, y compras sólo lo necesario en cantidades pequeñas que no lleven al derroche, estarás comiendo más sano, más fresco y gastarás menos.

La mejor manera de ahorrar dinero es siempre comprar lo que está en temporada. Por ejemplo, las frutas frescas de la temporada. No necesitamos comprar alimentos diferentes, sino preparar los de temporada en diferentes formas. Recuerda también que, en las tiendas de comida orgánica, los frijoles de diferentes tipos, las lentejas, la quinua de diferentes colores, una variedad inmensa de arroz integral, las semillas, la avena, se venden por libra, el precio es menor y compras menos. Así, tendrás más comida fresca y saludable y unas alacenas con espacio y ordenadas, sin montones de comidas procesadas. ¡Verás qué bonita se verá tu alacena! (En el Apéndice encontrarás un listado de alimentos saludables para abastecer y renovar tu alacena y tu nevera).

Si crees que, al reducir tus porciones y las de tu familia, la comida no será suficiente para saciar el hambre, te aseguro que no es así. Si te sientas y disfrutas lentamente del delicioso sabor de una fruta fresca de estación quedarás más satisfecho y rozagante que si engulles una bandeja de masas dulces. Y tu hijo lo aprenderá contigo. Y si, en última instancia, deseas comer otra fruta, ¡hazlo! Es saludable y natural.

Te quiero dejar estos puntos para que los analices y los tengas en cuenta una vez más a la hora de elegir los alimentos para tus hijos. Al elegir comida orgánica:

➤ Proteges a tus hijos de los efectos actuales y futuros de pesticidas potencialmente cancerígenos que absorben los alimentos y pueden afectar su salud.

➤ Proteges el suelo para preservar un suelo sano, sin erosión, en el cual crecen productos nutritivos y de mejor sabor.

➤ Ahorras energía, ya que los cultivos orgánicos requieren menor producción de químicos al usar abonos verdes en lugar de fertilizantes químicos, y porque viajan menos kilómetros desde el campo hasta la mesa.

➤ Proteges a los trabajadores del campo de los efectos potencialmente cancerígenos que afectan a los agricultores expuestos a los herbicidas.

➤ Conservar los nutrientes y minerales naturales del suelo y respetar el orden de la naturaleza, sin alterar el ciclo de vida de planta y animales.

➤ Seguirás disfrutando del sabor de lo que te regala la tierra en su estado más puro. La agricultura ecológica se inicia con la nutrición del suelo, lo que conduce finalmente a la nutrición de la planta y, en última instancia, al placer de tu paladar.

➤ (Y este es uno de mis favoritos)… saben más rico los alimentos pues saben a lo que son. *¡No tienes que imaginarte el sabor!*

JUEGOS NUTRITIVOS

Sigamos conectando a nuestros hijos con su cuerpo…

Creo que queda clara la importancia de la calidad de los alimentos, pero no olvidemos que debemos prepararlos de tal manera que les sean tentadores… ¡y entonces tus hijos los coman!

Un día nos sentamos mis hermanas y mi hija a darle el toque final a recetas de postres y loncheras que debíamos tener listas para una charla de cocina saludable para niños. Trabajamos muy duro en su preparación. En la búsqueda de los ingredientes en el mercado conocí a Natalia. Ella le estaba explicando con lujo de detalles a unas señoras la manera de preparar los granos enteros. Me pareció fascinante ver a alguien haciendo esto con conocimiento. ¡Cómo me gustaría encontrar esto más a menudo! Me explicó que estaba estudiando para ser entrenadora de salud, y fue así que la invité para que hiciéramos estos sencillos juegos.

EL MISTERIO DE LAS SEMILLAS

INGREDIENTES

1 cucharadita de semillas de calabaza
1 cucharadita de semillas de girasol
1 cucharadita de semillas de ajonjolí
3 vasos plásticos
Alguna tela para cubrir los ojos

PROCEDIMIENTO

Coloca las semillas en el vaso correspondiente y tapa los ojos de tu hijo de manera que no sepa qué clase de semilla le estás dando (no puedes mostrarle las semillas previamente). Pon cada semilla en su mano para que sienta su forma y que la huela antes de consumirla.

Después de consumir cada una de las semillas, pregúntale a tu hijo si sabe de qué color y cuál es el nombre de la semilla que acaba de saborear. Este juego hará que tu hijo aprenda a disfrutar nuevos sabores.

También lo puedes hacer tostando en un sartén las diferentes semillas para que pueda ver el aceite natural que cada una de ellas posee.

CREEMOS UN ARCOÍRIS

INGREDIENTES

Frutas de diferentes colores como:

♦ Rojo – bolitas de sandía, fresas o cerezas
♦ Anaranjado – pedacitos de naranja o bolitas de melón
♦ Amarillo – cuadritos de piña, rodajas de banano o mango
♦ Verde – uvas verdes, bolitas de melón tipo *honeydew* o rodajas de kiwi
♦ Azul – arándanos enteros grandes
♦ Morado – uvas moradas o moras

Palillos para hacer pinchos o brochetas remojados en agua por diez minutos

PROCEDIMIENTO:

Después de limpiar y cortar bien las frutas, colócalas en recipientes separados para que los niños se preparen sus propios palitos de arcoíris. Enséñales con una muestra cómo deben hacerse tomando un palillo de pincho o brocheta y colocando cada una de las frutas en el orden que desees, y a la vez puedes preguntarles los colores y las formas de cada una de las frutas. Verás que tus hijos verán las frutas de una manera más deliciosa y divertida al jugar a este juego sencillo.

CONOCIENDO TEXTURAS

¡Este juego es muy divertido para toda la familia!

INGREDIENTES

½ taza de quinua del color que quieras (usualmente se encuentra blanca, negra o roja)

½ taza de arroz integral de grano largo

½ taza de cuscús

½ taza de avena

4 platos

PROCEDIMIENTO

Coloca cada grano en un plato diferente. Toma dos grupos de granos enteros a comparar, como por ejemplo:

1. Arroz vs. Avena
2. Cuscús vs. Quinua

Después de tener los dos grupos separados vas a hacer que tu familia compare la textura y defina qué clase de grano es. Como los granos son bastante parecidos, les va a tomar un poco de tiempo pensar en el nombre de cada cual; especialmente si nunca los han visto.

ADIVINA EL TIEMPO DE COCCIÓN

INGREDIENTES

Grano: cuscús o quinua

Leguminosa: frijol o garbanzo

PROCEDIMIENTO

Esta actividad es básicamente para que sepas qué alimento, grano o leguminosa, tarda más en prepararse. Haz que tu hijo adivine cuánto va a tomar la cocción de cada uno, y después disfruta de una deliciosa cena con los ingredientes que acabas de preparar.

Para tener en cuenta: No dejes que la escasez de tiempo sea una excusa para dejar de comer de forma sana y nutritiva.

¡EL CALOR SÍ IMPORTA! DIFERENTES FORMAS DE COCCIÓN

¿Sabías que cuando cocinas vegetales o frutas, sin querer estás ocasionándoles una pérdida de nutrientes? El sabor y el contenido nutricional dependen de la manera en que los prepares en la cocina. Pero no te preocupes, esto puede variar dependiendo del tiempo que estén en contacto con el calor. Por eso yo prefiero tener siempre a mano un cronómetro. Detalles como esos hacen una gran diferencia. ¡Así que te animo a buscar la mejor estrategia para la preparación de tus comidas!

Cocinar al vapor

Es uno de los métodos más simples y saludables que podrás encontrar para retener el sabor y maximizar los nutrientes. Obtendrás una consistencia "crocante por dentro y tierna por fuera" en poco tiempo. Si añades una tapa hermética acortarás el tiempo de cocción y usaras menos agua. Recuerda que cocinar los vegetales más de lo necesario puede hacerles perder su sabor, color y nutrientes, así que asegúrate de tener control del tiempo que utilices.

Hornear

Los alimentos horneados adquieren un aroma, un gusto y una textura para derretirse. Es además una técnica relativamente más sencilla: sólo debes condimentar, colocar en un recipiente y revisar cada cierto tiempo. En especial en los vegetales se produce un cambio en la superficie, que hace que se liberen diferentes sustancias. En realidad, es un método que recomiendo mucho para cocinar uniformemente tanto vegetales como frutas, comida de mar y distintos tipos de carne, porque no requiere la adición de grasas.

A la parrilla

Además de ser una divertida actividad y una reunión para compartir con tu familia y amigos, te puede ofrecer muchas otras ventajas. Es un método que encontrarás mucho más sano que otros para cocinar carnes, verduras, pescados, mariscos, ya que no permite que la grasa permanezca dentro de los alimentos.

Asando al aire libre evitamos el gasto de energía en casa, y además requiere menos tiempo de cocción que sobre una estufa o en un horno. Una de las razones es que las superficies de las parrillas están hechas de metales que son excelentes conductores de calor. Muchas parrillas también pueden alcanzar temperaturas más altas que las estufas domésticas o los hornos. Un corte de carne de unas 5 a 6 libras en el horno de la cocina puede tomar muchas horas, mientras que cocinar un asado a la parrilla toma dos o tres horas como máximo.

Estofar

Así se le dice a cocinar alimentos a fuego lento dentro de un recipiente que puede estar cubierto o destapado, junto con una pequeña cantidad de agua ¡Necesitas paciencia para esto! Pero te aseguro que valdrá la pena, porque los sabores de los ingredientes quedarán mezclados entre si debido a la cocción lenta en el líquido que ellos mismos desprenden. Y si decides mantener la cazuela tapada, el mismo vapor ayudará a la cocción. Al final los jugos quedan reducidos a una salsa ligera, siendo una parte importante del plato al igual que las suaves y tiernas hortalizas que decidas añadir. Te recomiendo esta técnica para la próxima vez que quieras cocinar alas de pollo con vegetales, y prepárate a probar un plato tierno y suculento.

MANTENIENDO LA HIGIENE EN LA COCINA

Para mantener la salud no alcanza solo con cuidar el tipo y la cantidad de alimentos que comes, también debes saber cómo se conservan los alimentos, cómo se lavan, etc. Al hablar de "higiene alimenticia" nos referimos a todas las medidas que debemos tomar para que los alimentos estén en buenas condiciones y no se contaminen con los microorganismos que hay en el aire, en el agua o en nuestras manos. Si no se toman en cuenta estas medidas, y los alimentos no están en buen estado, pueden causar enfermedades, especialmente en los niños que aún están construyendo las defensas de sus cuerpos.

Algunas de las medidas que puedes poner en práctica en casa con tu hijo son:

➤ Lavarse las manos antes y después de preparar los alimentos, y durante su preparación.
➤ Lavarse las manos después de ir al baño.
➤ Guardar los alimentos en recipientes cerrados.
➤ Poner rápidamente en la heladera o el congelador los alimentos cocinados y los que pueden descomponerse.
➤ No dejar alimentos cocidos a temperatura ambiente por más de dos horas.
➤ No guardar comida mucho tiempo, aunque sea en el refrigerador.

➤ Lavar muy bien las frutas y verduras, especialme
consumir crudas.

➤ No comer alimentos después de su fecha de vencimiento.

¡Ponlo en práctica! Sigue estos consejos…

➤ Compra los granos enteros integrales y las legumbres a
granel, o sea por libras, siempre que sea posible.

➤ Enjuaga los granos enteros integrales antes de cocinarlos.
Si deseas facilitar la digestión, déjalos en remojo seis
horas, luego bota el agua y enjuaga de nuevo.

➤ No uses los aerosoles de aceite para tus sartenes o
utensilios para hornear. Usa aceite de oliva y úntalo con
una brocha.

➤ Prepara pescado, especialmente pescado como el salmón
y la trucha, por lo menos dos veces por semana.

➤ Dibuja caras y objetos con los mismos alimentos en los
platos que les preparas a tus hijos.

CAPÍTULO 7

Culturas y opciones fuera de casa

HISTORIAS DE VIDA:
Un instinto afinado

Crecí en una familia de cuatro hijos, papá y mamá. En nuestra casa la alimentación era muy importante y mi madre siempre procuraba que cada comida fuera fresca, suficiente y balanceada. Desde niño aprendí a comer todo tipo de alimentos: frutas, verduras, carnes, huevos, pan, queso y toda clase de legumbres y cereales. Esa forma de alimentación me ha acompañado toda la vida, pues aprendí a mezclar texturas y sabores y a tener gran fascinación por la inmensa variedad de olores y colores que se encuentran en los alimentos.

Usualmente, la hora de comer era el momento de unión de la familia. Nos sentábamos todos a la mesa y compartíamos las distintas comidas del día. Mi padre comía muy lentamente... masticaba cada bocado lenta y repetidamente; nunca le vi afán a la hora de comer. Siempre era el último en terminar. Algo de esto también se quedó en mí, pues aún hoy a la hora de comer lo hago sin mucho afán y pienso que es una buena manera de ayudar al cuerpo en la asimilación de los nutrientes.

No recuerdo consumir gaseosas o sodas en mi casa... nunca las teníamos. Siempre tomábamos jugos naturales, de frutas. También era raro que nos sirvieran alimentos fritos y aunque la "onda" de la alimentación sana no era tan difundida, estaba en la naturaleza de mis padres alimentarnos apropiadamente. Todo este aprendizaje de la infancia y la juventud me ha ayudado a mantener buenos hábitos de alimentación y el "instinto afinado" para detectar lo que no es bueno para el organismo.

A los veinte años salí de mi casa a recorrer el mundo. Estuve viajando por varios países cerca de quince años, descubriendo otras culturas, otras creencias y otras formas de vivir y de alimen-

tarse. Este recorrido me llevó por países exóticos y variados, como la India, Israel, Tailandia, Egipto, Singapur, Grecia y varios países europeos. A la hora de alimentarme, en cada uno de ellos descubrí nuevos sabores, texturas y olores. Es sorprendente ver cómo de un país a otro cambian radicalmente los hábitos, los ingredientes, las recetas y, claro, los gustos de las personas.

En India descubrí la intensidad del color y el sabor del curry; también las comidas con especias acentuadas y el té con jengibre, miel, clavos y canela: ¡delicioso, tonificante y digestivo! Desde hace más de diez años que lo incluyo en mi desayuno diario.

En Israel me habitué al pan sin levadura; ese delicioso pan blanco y redondo, mejor conocido como pan árabe o pan pita que al abrirlo por un lado se convierte en una especie de sobre dentro del cual se pueden depositar ensaladas, carnes o lo que se quiera. Mi favorito es el falafel, una bolita crocante hecha con garbanzos molidos y perejil. A esto se le adiciona tabule y tahine… hummmm, es muy nutritivo y alto en proteínas. Otro secreto aprendido en este hermoso país es el uso del aguacate para untar en las tostadas; esto es algo delicioso y un excelente alimento que se puede usar como entrada o complemento en cualquier comida.

En Egipto, recorriendo grandes distancias a lo largo del río Nilo, descubrí que la mejor manera de mantener buenos niveles de energía y nutrición es comiendo varias veces al día pequeñas cantidades de nueces, almendras, dátiles, frutas frescas y también frutas secas.

De todas estas experiencias de colores, olores y sabores, me ha quedado la dicha de aprender a comer de una manera sencilla pero variada y nutritiva, mezclando unas cosas de aquí y otras de allá. Esto ha beneficiado mi salud y también ha abierto mi panorama de posibilidades a la hora de elegir qué preparar o qué ordenar en cada comida.

Tuyo,

—Andrés Peñuela

En tiempos pasados ir a un restaurante o comer una hamburguesa era algo especial, pero con el paso del tiempo se convirtió en rutina, se convirtió en un estilo de vida. La vida de hoy a menudo hace que necesites comer fuera de casa, y salir a cenar es también una manera popular para celebrar momentos felices.

¿Sabías que **de acuerdo con la Asociación Nacional de Restaurantes, los estadounidenses consumen alrededor de 24% de sus comidas fuera de casa, o más de cuatro comidas cada semana?**

Por lo tanto, así como hago todo lo posible para preparar comidas saludables para mi familia, hay momentos en que tengo que depender de otros cocineros y chefs. Sin embargo, depender de otra persona para las comidas no significa que tienes que renunciar a la alimentación saludable a la que estás acostumbrado en casa. A su vez, para una alimentación saludable, no es necesario que renuncies a sabores en los restaurantes. Ahora, más que nunca, los chefs utilizan técnicas culinarias para mejorar los sabores naturales de los alimentos mientras conservan sus cualidades nutritivas. Sólo debes saber escoger dónde ir a comer y saber pedir lo adecuado.

Para tener en cuenta: Mantén siempre la intención de comer de manera saludable si vas a un restaurante y sé el ejemplo para tu familia.

PLANIFICA TU COMIDA FUERA DE CASA

¿Dónde sueles comer fuera con toda esta oferta disponible? ¿Qué pides? Sean cuales fueren tus respuestas, puedes empezar a pensar en el impacto que esto trae a tu salud, y no solo en antojo o gusto. Pero surge otra pregunta. ¿Es posible comer con inteligencia fuera de casa? Todo depende de tu decisión acerca de qué tipo de alimentos vas a disfrutar; las comidas fuera de casa pueden ser de gran sabor, agradables y también saludables.

Utiliza Internet para revisar el menú de los restaurantes antes de salir y elige con tus hijos y familia qué van a comer. La mayor parte de los restaurantes publican su menú en línea hoy en día. Lee los comentarios de otros clientes. Haz el ejercicio de buscar restaurantes que preparen opciones saludables.

Un restaurante que prepara comida al gusto del cliente te permite un mayor control para cualquier petición especial; llama con anticipación para averiguar. Muchos restaurantes también te permiten llamar o enviar por fax tu pedido para que la cocina esté lista para ti.

Los niños imitan el comportamiento de sus padres, bueno o malo. Esta es la oportunidad ideal para educarlos sobre cómo comer de manera saludable fuera de casa. Es una buena idea familiarizarse con un restaurante y hacer un punto de comparación de lo que pasa en tu cocina, para que los alimentos se mantengan en el camino de la comida saludable.

Mi hija es muy buena en identificar rápidamente qué platos saludables hay en el menú. La verdad es que ahora todos discutimos qué es mejor pedir y solicitamos sustituciones saludables. Mi madre, que está con nosotros, fue aprendiendo poco a poco, y ahora prueba sustituciones en los restaurantes que visitamos. Alguien que admiro mucho y que siempre se ha mantenido firme durante todo su vida es mi hermana mayor. Siempre rechazó platos con grasa, salsas de ensalada cargadas de azúcar, cantidades exageradas.

Asegúrate de preguntar por el pescado a la plancha y las verduras al vapor, sin mantequilla, y mantén el puré de papas alejado de tu mesa o pide que sea puré de papa dulce. La papa dulce es el mejor re-emplazo de los otros tipos de papas.

Resumiendo entonces, las sugerencias que te doy son estas:

➤ Busca restaurantes que ofrezcan alimentos saludables y ten siempre varias alternativas que apoyen tus hábitos de alimentación.

➤ Si puedes, llama antes y conversa con alguien en el restaurante para determinar si el personal de cocina está dispuesto a realizar cambios en las ofertas de menú de acuerdo con tus preocupaciones. Te sorprenderás al descubrir que hay muchos restaurantes dispuestos a trabajar contigo.

➤ Haz un balance de tus opciones de menú para tener proteínas magras y carbohidratos complejos a partir de productos frescos, así como granos enteros integrales.

➤ Sustituye las papas fritas por la mitad de una papa asada, o papa dulce sin mantequilla.

➤ Para beber pide agua con una rodaja de limón, agua con gas o té frío o caliente sin azúcar. Diles "no" a las bebidas como las sodas o las bebidas energéticas, para así evitar las calorías vacías, el alto nivel de azúcar y la carga química.

➤ No pidas salchichas ni embutidos.

·····

¿Sabías que hoy existen especializaciones de chefs con formación de dietistas, combinando así el sabor y la alimentación saludable en sus menús?

·····

Recuerda que comer de manera saludable está en tus manos, tanto dentro como fuera de casa. Si tienes necesidades especiales de alimentación y nutrición, o ciertas preferencias, personaliza tu orden.

En la mayoría de los casos vas a tener la posibilidad de sustituir algunos componentes de tu pedido. Averigua acerca de los ingredientes y las sustituciones disponibles. Haz preguntas, como por ejemplo: ¿Cómo son las verduras sazonadas? ¿Están saladas? ¿Se les añade mantequilla o margarina?; ¿El pescado es a la parrilla, asado, apanado o frito? ¿Se cocina con mantequilla, margarina o alguna otra grasa?; ¿Cómo se prepara la salsa? ¿Puedo pedir la salsa (o aderezo para ensalada) a un lado?; ¿El caldo es a base de crema? No tengas miedo de preguntar. Te sorprenderán las respuestas.

Otro tema a tener en cuenta a la hora de salir a comer es el tamaño de las porciones. Si te resultan demasiado grandes, recuerda que tienes opciones. Elije el tamaño de la porción que desees o simplemente, antes de empezar, divídela en dos y llévate la mitad a casa.

. . . .

¿Sabías que los cocineros y los agricultores están colaborando para poner más alimentos locales y regionales en los menús de muchos restaurantes?

. . . .

COMIDAS RÁPIDAS Y LO QUE SE OBTIENE

Hoy en día se puede obtener mucha información sobre lo que contienen los alimentos de las más conocidas marcas de comida rápida.

Los restaurantes de comida rápida parecen competir para ver quién sirve más grasas. Los alimentos grasosos, fritos, llenos de sustancias químicas, ingredientes poco saludables y las calorías excesivas son parte de este tipo de menú. Saber cómo navegar a través de los elementos disponibles de comida rápida hará que sea mucho más fácil pedir comida saludable.

Podemos saber la cantidad de calorías que hay en nuestra comida, así como qué cantidad de grasa contienen los alimentos, incluyendo las grasas saturadas e insaturadas que no son saludables. También puedes averiguar cuánto sodio hay en cada uno de los elementos del menú. ¡Prepárate para una sorpresa! Ahora tú sabes lo que estás pagando en salud cuando pides comida grasosa.

Las siguientes estrategias te ayudarán a mantener una dieta saludable:

1. Busca y ordena carnes sin empanizar o revestir y evita opciones fritas. Opta por carnes a la parrilla o al horno.

2. Trata de escoger opciones de "hamburguesa" saludables tales como la de pollo a la parrilla, de bisonte, de pavo, de pescado o vegetariana.

3. Mantén alejados los condimentos grasos como la mayonesa, la crema agria, la "salsa especial", la mantequilla y los aderezos.

4. Come tu ensalada seca o rociada con jugos cítricos, como limones, lima, naranja o vinagres balsámicos o de otro tipo y una pequeña cantidad de aceites saludables para el corazón.

5. Evita la grasa que a menudo viene con ensaladas, como la tocineta, trozos de tocino, queso alto en grasa, picatostes, huevos enteros y tortillas fritas.

6. Deshazte de las papas fritas y elige una papa al horno con una comida saludable, completando con yogur natural sin grasa o salsa de requesón, frijoles y otros vegetales.

7. Bebe agua o versiones bajas en grasa de leche en lugar de sodas, bebidas de frutas, leche entera o malteadas.

Para tener en cuenta: Si eres fanático de la comida rápida, mantén estos consejos en mente como ideas generales para una alimentación saludable: pedir más frutas y verduras, menos alimentos con grasas, menos grasas saturadas, menos azúcares añadidos y porciones de tamaño razonable.

Debes ser consciente del tamaño que quieres al elegir comidas rápidas. "Súper" y "mega" pueden ser de diferentes tamaños pero son sinónimos de grande. Ya se trate de un sándwich o de papas fritas, las porciones más grandes significan más calorías y probablemente más grasa, colesterol y sodio. Para la mayoría de la gente, el tamaño pequeño o regular es suficiente. Piensa antes de comprar. Los empleados que toman los pedidos suelen promover los tamaños más grandes.

¿Sabías que al ordenar comida rápida, una orden grande de papas fritas y una soda o refresco grande pueden añadir hasta 650 calorías a tu cuerpo?

PARA LA LONCHERA...

Reemplaza la cómoda comida chatarra de la lonchera de tu hijo así:

➤ Rollos con pollo a la parrilla o pavo con zanahorias crudas, lechuga, mostaza con miel, pita integral y queso bajo en grasa.

➤ Tacos con tortilla de harina integral rellenos de frijoles rojos cocinados con zanahoria, apio y cebada. Incluye frutas de temporada.

➤ Coles de Bruselas con almendras.

➤ Sopa de maní con papa dulce y tostada de avena.

➤ Pequeños recipientes de yogur griego con fresas, almendras trituradas y miel (incluye papaya o mango).

➤ Granolas de granos enteros, mermeladas de frutas hechas en casa (de mora, de pera).

➤ *Muffins* de calabaza con semillas de ajonjolí.

➤ Colócales en su mochila una bolsita de almendras para una emergencia.

ALGUNOS PLATOS TÍPICOS…

Hamburguesas, pollo o pescado

Las hamburguesas son el estereotipo de la comida rápida. Sin embargo, el pollo y el pescado han ganado una cuota significativa del mercado, en parte porque los consumidores son conscientes de que son más bajos en calorías y grasa. Pídelos asados o a la parrilla porque si son fritos pueden tener más calorías que una carne de hamburguesa a la parrilla (ver calorías en el capítulo 4).

Para mejorar la calidad de este tipo de alimento, considera estos consejos: agrega rodajas de tomate, lechuga y otros vegetales, añade queso bajo en grasa y si no, no lo pidas. ¡Recibe un poco de fibra con un pan integral con granos enteros! No uses ninguna salsa excepto mostaza; añade aguacate, cebolla, cilantro. No olvides que las calorías suben con el número de "extras".

Pizzas

La pizza no es tan mala si pedimos opciones inteligentes. ¡Tú puedes ser el arquitecto de la pizza, controlar los ingredientes junto con el contenido de nutrientes, las calorías y el sabor! Obtén más fibra con masa integral delgada, ponle verduras, muchos champiñones, sin embutidos, pollo, y pide la salsa de tomate natural así como frutas si lo deseas.

Wraps

Elije un pan de grano entero, rodillo o pan de pita para obtener más fibra. O prueba la focaccia con hierbas. Cuida las onzas de relleno: 2 a 3 de carne magra o ave te dan proteínas, hierro y otros nutrientes. Añade una loncha de queso bajo en grasa. Para rellenos con menos grasa, elige carne magra asada, pechuga de pollo o pavo. Algunas tiendas de *delicatessen* utilizan carnes que son el 90% o más libres de grasa. Piensa en ensalada de atún o huevo. Evita los aderezos.

Postres

Antes de seleccionar postres subidos en azúcar, revisa si hay fruta fresca entera o cortada. Como otra opción, puedes llevar una fruta fresca de la casa. Tal vez una manzana, plátano, pera o uvas. Para un postre refrescante puedes disfrutar de helado de yogur o una bola de helado bajo en grasa. Pide medias porciones.

CULTURAS: COMIENDO MEJOR Y DESARROLLANDO LA CURIOSIDAD

Quiero invitarte a que abras tu mente. Es un ejercicio sencillo. Piensa por un minuto cuántos alimentos, verduras, frutas, especias, aceites, vinagres e inclusive condimentos saludables hay en el mundo que no conoces. Cuántas culturas tienen hábitos alimenticios saludables que no conoces. O tal vez los conoces pero no te atreves a explorar nuevas alternativas o a adquirir esos buenos hábitos saludables que ellos practican.

El conocer, explorar, curiosear, te va a permitir aprender de una manera más fácil a aumentar la variedad cuando prepares los alimentos de tus hijos y tu familia. Recuerdo que la hija de una buena amiga de mi madre, cuando viajamos a otra ciudad o país, no podía comer cualquier cosa. Solamente pedía pollo y papas fritas con salsa de tomate, mientras nosotros comíamos mariscos, pescados y otros deliciosos alimentos. Ella, sin embargo, por dos o tres semanas comió siempre lo mismo.

Mi madre siempre me decía que había que comer de todo y que "al sitio que fueres has lo que vieres". Y esto incluía costumbres y alimentos o platos de cada región o país. Cuando tuve la oportunidad de viajar con mi hija, su paladar pudo disfrutar de comidas picantes que no le gustaban, vegetales que creía que no le gustaban y algunas carnes que creía que no se comían. Ahora ella y yo compramos alimentos como la quinua roja, el cuscús o condimentos como el curry, que los hay en diferentes versiones, y disfrutamos de esta variedad infinita. Estos alimentos están más cerca de ti de lo que tú te imaginas. Hay muchos supermercados étnicos de diferentes culturas que ya están a nuestro alcance. Es fácil encontrar en supermercados de cadena o en los mercados de alimentos frescos o tiendas de comestibles esta infinita variedad.

Para tener en cuenta: **Todos los nuevos alimentos que incorpores te traerán nuevos nutrientes, colores, sabores y olores. El plato de tu hijo, entre más colores y texturas tenga, más atractivo, saludable y nutritivo será.**

Muchas culturas tienen hábitos alimenticios que vale la pena incorporar a tu vida. Al hacerlo, podrás escapar más rápidamente de este mundo de comidas en lata y de alimentos procesados y preparados masivamente de manera industrial lo cual ocasiona la disminución de nutrientes que tu hijo necesita para un crecimiento sano y fuerte.

Las papilas gustativas de tu hijo no pueden engañarse más creyendo que la comida cargada de grasa es deliciosa, y que los azúcares disfrazados en los alimentos procesados son inevitables. A continuación te presento algunos hábitos saludables de diferentes culturas, de los que podemos aprender:

Cultura francesa

➤ Pocas porciones en los platos.
➤ Ensalada al final de la comida.

Cultura china

➤ Tomar té caliente todo el día.
➤ Platos al vapor.

Cultura griega

➤ Aceite de oliva.
➤ Cocinar con productos frescos diariamente.

Cultura italiana

➤ Mantener la tradición de cocinar en casa.
➤ Preparar conservas caseras.

Cultura india

➤ Uso de muchas especias para condimentar.
➤ Comer en familia.

¿QUÉ COCINAS ÉTNICAS SON LAS MÁS POPULARES?

Las cocinas italiana, mexicana y china (cantonesa) pueden ser las que más seguidores tienen. Son tan corrientes que hoy en día ya nos olvidamos que son étnicas. Desde todos los rincones del mundo, las zonas urbanas ofrecen sabores étnicos para explorar en los diferentes restaurantes o en el supermercado.

Comida italiana: ¡No solo pizza y pasta!

La cocina italiana es la comida más popular en restaurantes. Dos tercios de todos los restaurantes ofrecen platos italianos y no solo de pizza y pasta, sino que incluyen platos de diversas regiones italianas. Los platos son sencillos, sabrosos y nutritivos. La cocina italiana es una de las varias cocinas del Mediterráneo que reciben la atención tanto de los clientes como de los expertos en nutrición. Con pasta, risotto (plato de arroz) y polenta (harina de maíz), la cocina se basa en pequeñas porciones de carne y el queso se utiliza para platos de mucho sabor.

Los alimentos del sur de Italia usan aceite de oliva como la grasa de cocción primaria, en contraste con la mantequilla que se utiliza en muchos platos del norte de Italia. De todos modos ten cuidado, el aceite sigue siendo grasa, cuida las cantidades. Las carnes a la parrilla como las *à la florentine*, son una excelente opción, así como la sopa *minestrone*, el *carpaccio* hecho con delgadas tiras de carne, de atún o de salmón, con rúgula y queso parmesano.

Comida griega

Es otra cocina mediterránea. Estos son algunos platos básicos que puedes saborear: el sándwich popular llamado *souvlaki*, la ensalada griega, el arroz pilaf, la *moussaka* y la *baklava*, que es un postre muy saludable. Para pedir comida de forma inteligente, cuida la cantidad de aderezo cremoso en las ensaladas. Disfruta del *tzatziki* hecho con yogur, ajo y pepino. A veces, el *tzatziki* aparece en el menú como una ensalada; pruébalo como un aperitivo con pan de pita integral. Disfruta de pequeñas cantidades de *baba ghanouj*, una salsa hecha con berenjenas y aceite de oliva, o *hummus*, que es puré de garbanzos, ajo y pasta de semilla de ajonjolí.

Comida mexicana

Esta es para mí una de las mejores comidas del mundo. La variedad es infinita; cada estado tiene una lista interminable de platos ricos en proteínas, verduras, frutas. Desafortunadamente perdió un poco su esencia cuando se exportó a otros países. La comida mexicana que conocemos es la llamada Tex-Mex y está cargada de crema, quesos altos en grasa, tortillas de harina blanca, tortillas fritas, frijoles refritos y salsas llenas de harina. En la mayoría de los restaurantes utilizan grasa de cerdo para su preparación, lo cual no es nada saludable.

Pide la jícama y la sopa de tortilla como plato principal, o sopa de frijol negro así como la sopa de Pozole. Disfruta con precaución del guacamole sin totopos, evita la crema agria y el queso extra en todos los platos, así como las tortillas crujientes fritas, las quesadillas, las chimi-changas, las chalupas, los frijoles refritos y el chorizo. Pero sí te recomiendo los diferentes moles de diferentes colores y sabores sobre pollo a la parrilla o pescados al carbón.

Comida japonesa

El interés en el estilo japonés de cocina ha crecido en los últimos años. Aquí todo es diferente, desde la forma de sentarse hasta los cubiertos utilizados en China y en gran parte de la cultura asiática. Será muy divertido para ti y tus hijos comer con palitos o experimentar el estilo de sofreír sentados alrededor de la parrilla. En cualquier restaurante de servicio completo o de comida rápida con menú japonés se ofrece mucha variedad, y es un espectáculo donde el artista es el chef.

Con el uso de arroz, fideos, tofu, verduras, mariscos, pescados y pequeñas porciones de carne como alimentos básicos, y el uso limitado de los aceites, la cocina japonesa se caracteriza por ser baja en grasa ya que las formas de cocción de los alimentos son estofar, hervir, asar, cocer a fuego lento y cocer al vapor.

Las salsas se hacen típicamente con ingredientes que son bajos en grasa, caldo, salsa de soja y vinagre de arroz.

Tómate el tiempo para disfrutar de la estética de la comida japonesa en un restaurante.

Comida china

La cocina china es compleja y generalmente es alta en sodio y grasas, ya que muchos alimentos están fritos. Con su enfoque en las verduras, el arroz y los fideos de Asia, el estilo de cocina también se ha ganado su lugar como una opción nutritiva en un patrón de alimentación saludable cuando se escogen platos al vapor y salteados en aceites saludables.

El cantonés es el estilo de cocina más popular en Estados Unidos, en gran parte debido al número de inmigrantes cantoneses que llegó al país a mediados de 1800 quienes trajeron sus estilos de cocina con ellos. La cocina cantonesa del sureste de China cuenta con la carne asada a la parrilla, los platos al vapor, los platos salteados y los sabores suaves.

Los alimentos de la cocina Szechuan y Hunan, tienden a ser más picantes y a veces también más altos en grasa. Se caracterizan por su uso hábil y sutil de los condimentos.

La cocina de Shangai tiene un estilo con base en los mariscos. El término "mandarín" en los menús por lo general se refiere a la cocina aristocrática, con los mejores aspectos de todas las cocinas regionales.

La carne, las aves, los pescados y los mariscos se sirven en pequeñas porciones, a menudo cortados y cocinados con verduras. El tofu, o cuajada de soja, es rico en proteínas, bajo en grasa y no tiene colesterol. Muchos platos chinos son asados y hervidos al vapor, así que se pueden elegir alimentos bajos en grasas.

Freír es una técnica de cocina común para varios elementos del menú chino. Cuídate de la grasa y de los altos contenidos de sal. A veces, los alimentos se fríen en grandes cantidades de aceite.

Comida tailandesa y vietnamita

Si algún día quieres experimentar con comida asiática "picante" busca los platos tailandeses así como los vietnamitas y prueba el sabor de diferentes tipos de curry en pollos y carnes. Ambas cocinas también se caracterizan por el uso de una cantidad de frutas, verduras, arroz y fideos. El sabor dulce único de estas cocinas proviene de los condimentos, las hierbas y especias e ingredientes frescos.

El arroz es un alimento básico para ellos y lo utilizan cocido, como harina de arroz y papel de arroz. Puedes disfrutar el grano largo de arroz jazmín con su sabor perfumado o pegajoso. Prueba un plato con "papel de arroz" y envuelve verduras picadas y cocidas, carne, mariscos, aves y hierbas frescas, o prueba los fideos de arroz transparentes mezclados en ensaladas y platos salteados.

Puedes buscar platos a base de frutas y verduras poco conocidas, tales como los brotes de bambú, las flores de banano, los plátanos, los melones, los mangos verdes amargos, los pomelos, o setas de paja, así como el pepino, los brotes de soja, las berenjenas o los pimientos verdes.

HABLANDO CON UN ESPECIALISTA:
La nutrición en el mundo

Rubén Bravo Arribas

Especialista en Nutrición y Portavoz Público
Instituto Médico Europeo de la Obesidad

Pregunta: Hablemos sobre los alimentos saludables en los diferentes países europeos y sus beneficios, así como las dietas alimenticias.

Respuesta: Europa era una de las regiones del mundo donde se comía de forma más saludable: la conocida dieta mediterránea, completa y equilibrada, llena de productos saludables que ahora se ofrecen casi como alimentos milagrosos y que antes se consumían a diario. Esos productos todavía se encuentran en nuestros supermercados y todavía se siguen consumiendo aunque por desgracia no con tanta frecuencia. Pongamos algunos ejemplos:

➤ *Vino tinto.* Con importantes producciones y tradición en el consumo tanto en España como en Francia e Italia, ingerir una cantidad moderada de una copa de 150 ml al día nos proporciona una cantidad de beneficios casi milagrosos, como disminución del colesterol malo (LDL), aumento del colesterol bueno (HDL), potente antioxidante que previene del envejecimiento prematuro, protector frente al cáncer y el Alzheimer... Realmente es un producto que merece la pena tener en cuenta. Pero, también hay que saber que una dosis mayor a la recomendada, de un máximo de dos copas diarias, puede revertir los efectos beneficiosos en negativos.

➤ *Jamón ibérico.* Sin ninguna duda, es el tradicional embajador de España, muy aceptado por los exquisitos comensales de todo el mundo, tanto por su sabor como por su valor calórico moderado frente a otros embutidos, siendo una gran fuente de proteínas y de grasas mono insaturadas que ayudan a reducir los niveles de colesterol en la sangre.

➤ *Pescado azul.* Su consumo es muy extendido tanto en los países europeos que dan al Mediterráneo como España, Francia, Italia o Grecia, como en los países del norte de Europa, Finlandia, Suecia, Dinamarca o Estonia. El alto valor biológico de sus proteínas y los altos niveles de omega-3 de su grasa benefician tanto al sistema hormonal y la musculatura como a la reducción de los triglicéridos y la inflamación celular, en definitiva ampliando nuestra esperanza de vida. El atún, la anchoa, la sardina, el salmón o el pez espada son los pescados azules más extendidos y consumidos.

➤ *Aceite de oliva virgen.* España se sitúa como primer productor del mundo de este tipo de aceite, aunque Italia es el principal exportador, con cada vez más países adeptos como Australia y Estados Unidos. Es el principal baluarte de la dieta mediterránea, con un alto contenido de antioxidantes polifenoles y vitamina E, con beneficios demostrados como la prevención de la demencia senil, el aumento de la memoria y la prevención de la arterioesclerosis.

➤ *Lentejas y judías blancas.* Se encuentran por toda Europa donde se cocinan de múltiples formas según el país y la temperatura. Europa es conocida por sus guisos calientes de legumbres, también conocidas como las proteínas de los pobres, por su alta cantidad y calidad de este macronutriente, y un buen contenido en hierro. Este es un alimento barato, sano y casi imperecedero.

➤ *Ajo.* De uso especialmente mediterráneo, desde la antigüedad se utiliza como aderezo en multitud de platos populares y, a pesar de su fuerte olor y sabor, forma parte imprescindible de las cocinas de los países colindantes al Mar Mediterráneo. Existen pruebas que indican su consumo hace seis mil años por parte de los egipcios o los antiguos griegos. Los estudios demuestran que es un gran protector frente a bacterias, virus e infecciones, hasta tal punto que los monjes de la Edad Media lo tomaban para prevenir la peste.

➤ *Huevo.* Uno de los alimentos más comunes en los países anglosajones como Irlanda y el Reino Unido, se prepara a la plancha, duro, revuelto, pasado por agua o mezclado con otros alimentos. Lo mejor de este alimento se encuentra en la clara ya que está formada por proteínas de alto valor biológico; lo "peor" es su yema, rica en colesterol y grasa saturada, por lo que se recomienda su consumo prudente y no excesivo.

P: ¿Por qué han aumentado los índices de obesidad infantil en Europa y cuáles son los países más representativos de este aumento?

R: Según un estudio publicado por la Facultad de Ciencias de la Actividad Física y del Deporte de la Universidad Politécnica de Madrid en 2011, España tendría un 19% de niños con problemas de obesidad, por encima de Estados Unidos con un 16%, seguida de cerca por Italia y, posteriormente, Chipre y Grecia.

Analizando múltiples estudios desde 1998 hasta 2012, y aportando mi experiencia profesional en consulta tratando pacientes con problemas de obesidad y sobrepeso, enumeraría a los diez siguientes "culpables" de este alarmante aumento de casos de obesidad infantil en Europa en los últimos quince años:

1. *Comer delante del televisor.* Los estudios marcan una clara relación entre el sobrepeso y la obesidad y realizar las comidas mientras se ve televisión, entre otras cosas porque el contenido habitual de estas "comidas rápidas" suele ser de un bajo nivel nutricional y escasa preparación. En resumen, se da más importancia a lo que ponen en la pantalla que a lo que comen mientras miran la TV.

2. *Consumir en exceso bebidas y refrescos azucarados.* Hace veinte años los menores consumían estas bebidas de forma excepcional, en momentos puntuales como celebraciones o fines de semana. Actualmente es complicado encontrar un menor al que le guste el agua sin más. Hemos sustituido este bien imprescindible por bebidas cargadas de azúcares, gases y edulcorantes, añadiendo muchísimas calorías extras al día, calorías que no alimentan y que estimulan con su exceso la secreción de insu-

lina. Después de acostumbrar a nuestros hijos a estas ricas bebidas, ¿qué opinarán sobre la insulsa agua?

3. *Notorio aumento de la ingesta de golosinas y dulces.* Nos referimos a dulces, galletas de chocolate, bollería industrial, helados, barritas cargadas de azúcar, pasteles… alimentos que han
sustituido en el desayuno, las meriendas y los postres a las tan
saludables y variadas frutas. Traduciendo esto al lenguaje nutricional, estamos privando a nuestros hijos de una gran cantidad de vitaminas y minerales, reemplazándolas con un exceso
de grasas no saludables y azúcares que aumentarán su tendencia a la diabetes.

4. *Declive del consumo de frutas y verduras por debajo incluso de
las tres raciones semanales.* La recomendación saludable para
aquellos que están en edad de crecimiento es de cinco raciones de fruta y verdura diarias. Según el estudio IDEFICS 2011
financiado por la Comisión Europea, por término medio, alrededor del 50% de los niños en edad preescolar (de dos a seis
años) afirma consumir verduras al menos una vez a la semana,
dato que se reduce en un 20% en países como Chipre o Italia.
¡Estamos diciendo que en Chipre e Italia alrededor del 80%
de los preescolares no consume al menos una vez a la semana
una ración de verdura!

5. *El sedentarismo alcanza entre dos y cinco horas dedicadas a las
últimas tecnologías en vez de a las actividades al aire libre.* Se
nota un aumento del tiempo dedicado al uso del ordenador,
televisión y videojuegos, en detrimento de los "juegos tradicionales" como la bicicleta, el monopatín o el escondite. Es decir,
se ingieren más calorías y de peor calidad, y por otro lado apenas se queman pues pasan la mayoría del tiempo sentados delante de "la caja tonta". La falta de actividad física no solo
ayuda al sobrepeso de nuestros hijos, también aumenta sus niveles de estrés y ansiedad, problemas de sueño, tendencia de-

presiva e inapetencia por realizar sus obligaciones, deterioro muscular… y un largo etcétera lleno de desequilibrios tanto físicos como emocionales.

6. *Carencia en las horas de sueño por debajo de las ocho o nueve horas recomendadas a los escolares.* Los datos en Europa son claros: los menores que duermen menos de nueve horas cada noche, tienen un riesgo significativamente superior de padecer exceso de peso, entre otras cosas porque estas horas que restan de su sueño las dedican a ver la televisión o jugar a la videoconsola, todo ello aderezado con "comida rápida". Es en la noche cuando la Hormona de Crecimiento (GH) actúa a pleno rendimiento, inducida por el sueño profundo y el descanso.

7. *Reducción de la calidad de los alimentos en las familias con bajos ingresos o padres divorciados.* Innumerables estudios europeos nos indican una relación directa entre los bajos ingresos familiares y el mayor número de casos de obesidad y sobrepeso infantil, al igual que en familias monoparentales o con padres divorciados. Teóricamente, el encarecimiento de la cesta de la compra en alimentos primarios como la fruta, la verdura o el pescado, son una traba más que se suma a la dejadez por parte de los padres en la educación y alimentación de sus hijos. Una pieza de fruta no es mucho más cara que un bollo, o un plato de verduras más que una pizza.

8. *Aumento de los casos de obesidad adulta.* Las costumbres y los hábitos de los padres condicionan en gran medida de forma positiva o negativa las de sus hijos. Los adultos son los que deciden qué alimentos entran en casa, cómo se comen y cuándo se comen. Por desgracia la mayoría de los casos nos indican que padres obesos suelen provocar que sus hijos sean obesos también, y no solo por la tendencia genética, que en tres o cuatro generaciones ya es patente, sino también por la poderosa influencia que los padres tienen sobre sus hijos en ámbitos tan importantes como son la alimentación o la actividad física.

9. *"Corrupción" de las preferencias gustativas de los menores.* Cuando previamente hablamos del consumo excesivo de refrescos y bebidas azucaradas, y de cómo esta costumbre reduce la ingesta de agua común, también ocurre con aquellos alimentos ricos en grasas y azúcares. Por un lado estos alimentos estimulan los niveles de dopamina (neurotransmisor que regula la sensación de felicidad) y por otro lado las papilas gustativas se adaptan a los sabores excesivamente sabrosos y dulces, por lo que un alimento bajo en estos ingredientes tendrá menos sabor y resultará más insulso, además de no proporcionar esa sensación temporal de satisfacción que provocan los alimentos altos en grasas y azúcares. Imaginemos ahora que desde muy pequeños nuestras papilas gustativas y nuestros neurotransmisores se han acostumbrado a estos estímulos, ¿no tendremos adolescentes y adultos "adictos" a estos alimentos? Esta es, en parte, la razón por la que a nuestros hijos no les gustan las frutas y las verduras: porque su cerebro y sus sentidos gustativos prefieren la bollería y la pizza con *pepperoni*. Seguro que la industria alimenticia conoce estos procesos a la perfección.

10. *"Entorno hostil" para los que quieren llevar un modo de vida saludable.* Nuestros pequeños son esponjas absorbiendo toda la información que perciben a su alrededor, y es por ello que le hemos dado gran importancia a "predicar con el ejemplo" por parte de los padres. Pero también hay otros factores que influyen con fuerza en las apetencias nutricionales de los menores. Actualmente este entorno es muy hostil, plagado de anuncios que estimulan todos nuestros sentidos, donde la oferta de comida chatarra es muy variada simplemente al caminar por la calle. El hecho de comer fuera de casa o pedir la comida para

que la traigan se ha convertido en una costumbre demasiado habitual. Es complicado en un recreo convencer a nuestro niño de que lleve una fruta cuando el resto de sus compañeros lleva bollería… un perfecto entorno hostil para personas que aún están formando sus hábitos y su personalidad.

P: ¿Usted cree que la obesidad infantil se puede controlar en el mundo, teniendo en cuenta que es una epidemia cada día más creciente?

R: La obesidad infantil es un síntoma que nos indica que nuestro sistema social actual no está funcionando como pensábamos. A lo largo de estos últimos veinte años, hemos ido realizando pequeñas modificaciones en nuestro estilo de vida, que por el momento ha afectado muy negativamente a dos generaciones. Por supuesto una gran parte de la responsabilidad de la obesidad infantil recae sobre los padres. Ellos deciden qué comen sus hijos en la mayoría de su tiempo, ellos les marcan las pautas desde que nacen, ellos hacen las compras, ellos cocinan y, en definitiva, ellos deciden… o al menos deberían ser los que deciden, algo que no ocurre actualmente, y esa es una de las grandes claves.

Actualmente los padres dejan que sus hijos marquen el paso, y que tomen muchas de las decisiones que deberían asumir los padres. Si no comenzamos a cambiar el chip, si no trabajan en equipo las familias con los colegios y los estamentos gubernamentales, el pronóstico es el desastre, una sociedad enferma con problemas de movilidad y profundos desequilibrios emocionales. Criar a un hijo es mucho más que pagar las facturas, que llevarlo al mejor colegio posible y vestirlo con ropa de marca, darle un techo y una cama. Los desastrosos datos de obesidad que tenemos sobre la mesa nos indican que los padres se desentienden en aspectos tan importantes como la nutrición y la actividad física. Es más sencillo calentarle una pizza en el microondas y ponerle una película, que preparar recipientes con vegetales y pollo asado e ir a pasar el día montando en bicicleta. ¿Qué nos está pasando? Estamos olvidando lo más importante: la salud de nuestros hijos es su futuro emocional y vital.

Todavía estamos a tiempo, todavía podemos cambiar el rumbo del barco y la clave se encuentra en nosotros mismos, en los adultos y en los padres, donde la autocrítica se torna obligatoria para realizar un cambio profundo de hábitos. Dejemos de culpar a la sociedad, al colegio, a la publicidad, y busquemos la solución en nosotros mismos.

¡Ponlo en práctica! Sigue estos consejos...

➤ Cuando vayas al supermercado, anota el nombre de una fruta o verduras o especie que no conozcas. Averigua su origen en Internet y ensaya nuevas recetas. Involucra a tus hijos en este proceso.

➤ Visita los supermercados de otras nacionalidades, allí tienen alimentos naturales y sin procesar.

➤ Enséñales a tus hijos a saborear alimentos de otras culturas.

➤ Recuerda evitar ir a comprar alimentos con hambre y evita lo más posible ir a restaurantes. Siempre terminarás comprando cosas por impulso o comiendo más de la cuenta. Te afectará el presupuesto y la correcta escogencia.

➤ Antes de salir a comer con tu familia, hagan una lista de lo que *no* van a pedir. Diseñen un concurso de quién cumple más lo pactado.

➤ Una clase de cocina saludable puede ser una gran idea para salir a cenar, y mejorar tus habilidades culinarias.

CAPÍTULO 8

El ejercicio físico

HISTORIAS DE VIDA:
Orlando... fuerza, dedicación y automotivación constante

Estaba con Diego, el entrenador físico que mi hija y yo hemos contratado para que nos mantenga en mejor forma, cuando le pregunté si tenía algún caso de éxito entre sus clientes, algún cliente que él hubiese entrenado... y, de pronto, un muchacho que estaba a su lado le dijo: "¡Ese soy yo!".

Orlando tiene veintiocho años. Al iniciar el programa de entrenamiento pesaba 270 libras y actualmente pesa 185 libras. El cambio no ocurrió de la noche a la mañana.

Diego: *Alexandra, gracias por poder contar esta historia. Mira, yo empecé entrenando a la mamá de Orlando y me dijo: "Yo quiero que entrenes a mi hijo, te lo voy a presentar". Cuando lo vi pensé, "No creo que este muchacho vaya a llegar a su meta, y mucho menos que baje de peso". Le pregunté a Orlando: "¿Tienes novia?", y el me respondió: "No, no tengo. Creo que a las mujeres no les gustan los hombres gordos, uno se vuelve transparente para ellas".*

Orlando: *Cuando salí del ejército donde estuve por un año, me dio una depresión terrible... Estudiando mi especialización tomaba mucho café, comía de todo sin pensar si era sano o no, simplemente quería llenar mi estómago. No quería salir a la playa con mis amigos y me daba pena hablar con las mujeres. Cuando terminé mi especialización ya no daba más, me sentía cansado, pesado y la depresión no me dejaba disfrutar de la vida. En mis* *prácticas de la universidad, que las hacía en el hospital, vi frente a mis propios ojos a niños, adultos y ancianos que tenían diabetes de tipo 1 y tipo 2; ¡no lo podía creer! Mi familia tenía casos de diabetes: mi tío y mi abuela. Fue muy difícil ver a la gente de cuarenta o cincuenta años en sillas de ruedas, inyectándose todos los días o haciéndose diálisis dos, tres, cuatro o cinco veces a la semana. Así fue como decidí iniciar este cambio en mi vida a través del ejercicio dirigido. El miedo fue mi motor. Le prometí a mi madre que iba a bajar de peso cuando terminara mi especialización y así sucedió. A los veintiséis años que tenía en esa época, pesaba 290 libras.*

Empecé viendo mi imagen en el espejo delgado como era antes… quería tener una novia y ser ejemplo para mis hermanos menores. Quería ser activo, sin grasa en mi cuerpo.

Diego: *Cuando llegó Orlando al gimnasio la primera vez, me daba pena porque era uno de los pocos gordos, y sentía que no estaba cómodo. Le dije: "Estás listo. Mira Orlando la gordura no es por nada. Lo primero que vas a hacer es comer bien, porque para bajar de peso, el 80% es alimentación y el 20% es ejercicio. No hay comida chatarra, no hay batidos de azúcar, no hay papas, no hay alcohol ni galletas, ni roscas de harina con azúcar".*

Orlando: *Para comprar nuevos alimentos me acompañó mi mamá porque ella y yo decidimos cocinar juntos. Compramos pechugas de pollo y pescados para asar, tomates, brócoli, espinaca, huevos, bananas que me encantan, manzanas, uvas pasas, almendras, avena, arroz integral, frijoles colorados, lentejas y garbanzos. Cuando la gente sale a un restaurante, ya puede escoger alternativas saludables como batata con una carne de res sin grasa, puede optar por tomar agua, cambiar el pan, comer pechuga de pollo o pescado claro sin grasa.*

Diego: *Y en cuanto al ejercicio, yo le decía, "¡Siga! Tiene que* *estar más cansado. ¿Quiere estar en una silla de ruedas? ¿Quiere estar más gordo? ¿Quiere quedarse sin pareja?".*

Orlando: *La primera semana ¡fue un infierno! Ahora me río, pero en ese momento me dolía todo, terminaba agotado, ¡estaba muerto! Sudaba como un caballo, y así por dos semanas. Diego me generaba rutinas diarias diferentes todos los días, entrenaba de cinco a seis días a la semana y me motivaba mucho, me gustaba. Empezábamos con diez minutos de cardio, caminando, saltaba lazo, y seguíamos con la rutina del circuito.*

Diego: *El circuito es el recorrido utilizando máquinas de ejercicio. Gradualmente se aumenta la intensidad con el kilogramo de las pesas y la cantidad de repeticiones. La cantidad de peso y repeticiones se fue ajustando al ver la evolución de Orlando. Por "evolución" me refiero al mejoramiento cardiopulmonar, capacidad de manejar mayor cantidad de peso, resistencia y equilibrio.*

Orlando: *La segunda semana, se empezó a subir la intensidad del circuito, y se incluyeron flexiones,* kickboxing, *y caminatas en la calle.*

Diego: *El boxeo lo iba a ayudar a coger fuerza, resistencia, mejoramiento cardiopulmonar, coordinación, reflejos y agilidad. Aquí no hay pesas; solo máquinas; pasando por todas las maquinas pero suave. Las primeras dos semanas muy livianas.*

La escalera la iniciamos a las dos semanas, casi se muere porque se le fue el aire. "Yo te echo agua o llamo al 911" le dije… Para motivarlo le dije: "Además la tienes que querer como si fuera tu esposa, cógele cariño". Orlando nunca la ha dejado. Su duración e intensidad en la escalera fue de 5 minutos en el nivel 1, y actualmente resiste 45 minutos en nivel 10 (le tomó tres meses llegar al nivel 10). A la tercera semana se continuó con la misma rutina de ejercicio, alargando el tiempo que corría en la calle. Yo le contaba los minutos y semanalmente el tiempo se fue alargando. Vi cómo Orlando iba cambiando su forma y ritmo respiratorio, demostrando más fuerza en sus piernas, lograba cada vez mayor agilidad, y su cuerpo se veía mejor.

Después de cinco a seis semanas se cambió la rutina de ejercicio usando diferentes técnicas, incluyendo el aumento de peso empleado en cada máquina, adicionarle tiempo a la rutina e incrementar la cantidad de repeticiones por cada máquina.

La cantidad de tiempo que Orlando hacía cardio variaba entre 7 y 25 minutos. También se variaba el nivel de intensidad porque la estrategia es no aburrir al cliente. Utilizaba ciertas técnicas para hacerle un lavado de cerebro y que Orlando se sacara los pensamientos negativos que tenía sobre sí mismo. Yo le hablaba de una manera positiva y lo animaba constantemente. Como uno de los objetivos para Orlando era lograr tener una novia, yo le decía: "Siga así que va súper bien y mire que ya las muchachas del gimnasio le están coqueteando". Siempre trataba de que las sesiones de ejercicio fuesen divertidas.

A veces para probar qué tan dedicado estaba Orlando yo le decía que se quedara haciendo algún tipo de cardio mientras yo me iba. En realidad me quedaba en el estacionamiento para ver si se iba antes de tiempo o no hacía lo que yo le había indicado. Muchos clientes, cuando yo me iba así fuese por un momento, dejaban de hacer el ejercicio que se les había asignado. Me sentí muy orgulloso al ver que Orlando nunca abandonó el gimnasio sin completar lo indicado.

Los cambios más notorios en Orlando fueron a los tres meses al verlo mas ágil, vigoroso, respiraba muy bien, su cara se veía ya mas perfilada y su cuerpo cogiendo forma ya que había perdido bastante peso.

Orlando: Empecé a levantarme con más energía, sin cansancio; ya no roncaba ni tenia apnea; se me acabó la depresión; la ropa la iba sintiendo cada vez más floja hasta que ya no me quedaba bien. Mejoró mi digestión y mis músculos empezaron a tener más definición. Con el cambio en la alimentación saludable mi cuerpo ya no acepta fácilmente la comida que no lo es.

Diego: *Una de las anécdotas más divertidas en el gimnasio fue cuando un cliente me dice: "¿Y dónde esta el gordito que estaba entrenando?... Yo sabía que ese gordito no iba a volver". Se refería a Orlando y le dije: "Mírelo, está al lado suyo". Orlando puso una sonrisa gigante de satisfacción.*

Orlando: *Cuando no voy al gimnasio siento que me muero. El ejercicio es la droga que necesito para vivir. Me acompaña la música porque así se me pasa el tiempo muy rápido, tengo mi toalla conmigo y me hidrato con agua mientras hago mi rutina de ejercicio. Yo me doy motivación todos los días de mi vida.*

Cada día empieza uno nuevo y tienes una nueva oportunidad. Cuando tú creas que estás solo, tienes que buscar en tu corazón qué quieres... busca ayuda y logra salir de ese cuerpo que te está atrapando. Me siento emocionalmente feliz, alegre, motivado, buscando mejorar más y más ¡Y ya tengo novia!

Para tener en cuenta: Esta frase se la escuché a mi hermano hace mucho tiempo; no sé de dónde la sacó pero me gusta mucho porque significa muévete, mantente activo: "Siéntate; si en vez de sentarte puedes estar parado, párate; si en vez de pararte puedes caminar, camina; si en vez de caminar puedes trotar, trota; y si en vez de trotar puedes correr, corre".

Me acuerdo de una obra de teatro que vi una vez. Mostraban la personificación de un cavernícola y su estilo de vida. Me llamó la atención porque pude entender que el movimiento es el principio básico más primitivo que tenemos. Este cavernícola, al igual que todos nuestros ancestros, tenía la necesidad de emplear el movimiento como medio para sobrevivir, cazar, construir viviendas, defenderse de posibles amenazas y conseguir alimento. Esto lo hacía a través de su cuerpo utilizando todos sus músculos para realizar tareas como halar, empujar, cargar escalar, correr, lanzar.

UNA VIDA SEDENTARIA

La imagen que vemos al abrir la puerta de un hogar promedio es la de una familia comiendo al frente del televisor. Otros están frente a un videojuego y otros encerrados en su cuarto con su iPad o su computadora. Vienen entonces a mi mente los días en que mis hermanos y yo éramos niños y repartíamos el tiempo entre el baloncesto, el patinaje, montar en bicicleta, jugar a la lleva, montar árboles, jugar con columpios de vuelo y a los escondites. Esta diversión al aire libre con todas sus variantes aún la extraño. ¡Ah, me olvidaba! Todos teníamos bicicleta. No recuerdo tener amigos ni conocidos con problemas de sobrepeso.

Hoy en día un gran porcentaje de estadounidenses no practica actividad física y aproximadamente el 42% hace al menos treinta minutos diarios de ejercicio, cantidad de tiempo recomendada por el Departamento de Salud y Servicios Humanos de Estados Unidos. La pregunta es, ¿estás tú en el porcentaje más alto? Si la respuesta es afirmativa, ¿qué podemos pedirles a nuestros hijos? ¡Nos estamos volviendo perezosos! Piensa en el ejemplo del cavernícola, ¿cuántos músculos estás moviendo? ¿Cuántos tú, y cuántos tus hijos?

A mayor comodidad y artículos de confort, menor necesidad de movernos. Cada vez salen más inventos y facilidades para hacer nuestra vida más cómoda, más práctica. ¡Terrible cosa! Porque estamos adoptando el sedentarismo como un hábito de vida. La falta de movimiento es un potencial enemigo para la salud de nuestras familias, en las que se incluyen tus hijos. Para ellos, el riesgo de sufrir obesidad siendo adolescentes y adultos es más alto.

Para tener en cuenta: Si nuestros hijos nos ven en el sofá comiendo y esperando la repetición de los deportes de la semana y las novelas, ellos van a hacer lo mismo.

El ejemplo de los padres es crucial. Los míos acostumbraban dar un paseo después de comer y especialmente recuerdo a mi madre jugando con nosotros y practicando algunos de los deportes que ella nos incitaba a realizar. Tú eliges, no tus hijos. Si eres un padre responsable, buscarás el mejor estilo de vida para ti, que al mismo tiempo será un modelo a seguir por tus hijos. No se trata de tener rutinas de otro mundo, solo se necesita disciplina. La parte intelectual y espiritual también son ejemplos. Tomar cursos de baile, de arte o actividades de desarrollo intelectual son un complemento importante para un estilo de vida saludable.

¿TU HIJO ES ACTIVO O SEDENTARIO?

La mayoría de las veces el médico de tu hijo es quien se da cuenta del aumento de peso, particularmente si el niño se está tornando demasiado pesado para su estatura. Algunos aumentos de peso pueden ser normales durante los años de crecimiento, pero cuando es demasiado hay que poner atención. Por eso los médicos se toman el tiempo para medir la altura y el peso y trazar estas medidas contra un estándar de estatura y peso para la edad. Los médicos también establecerán qué tan activo es tu hijo en un día normal, y si necesita más actividad física.

¿Sabías que los niños menores de diez años cuyos padres tienen sobrepeso tienen más del triple de probabilidades de convertirse en adultos con sobrepeso?

Es importante saber combinar una alimentación balanceada con actividad física. La pérdida consistente de grasa requiere de tiempo y paciencia. No hay ninguna manera rápida y fácil para mejorar la composición de la masa corporal. Una combinación de alimentación balanceada y ejercicio es la mejor forma de perder la grasa corporal en exceso que se consigue reduciendo las calorías y aumentando el desgaste de energía. En otras palabras, uno debería comer menos pero de manera más saludable y ejercitarse más.

El ejercicio no solo quema calorías, sino que ayuda al cuerpo a mantener su masa muscular útil, y también puede ayudar a mantener la tasa metabólica del cuerpo alta durante la alimentación.

Para tener en cuenta: Para eliminar grasa se debe comer menos y ejercitarse más. El ejercicio aeróbico, que utiliza gran cantidad de oxígeno, es el mejor tipo de actividad para quemar grasa.

La grasa solo puede ser quemada durante el ejercicio si se utiliza oxígeno. Algunos de los ejercicios aeróbicos más comunes son: trotar, caminar, nadar, andar en bicicleta, remar, subir escaleras y saltar la soga. Por otro lado, los buenos hábitos alimenticios mejoran en gran medida la capacidad para desempeñarse al máximo.

¡LIMITA LAS ACTIVIDADES SEDENTARIAS DE TU HIJO!

A tu hijo debes darle disciplina; date el derecho de ser inflexible y limita severamente el tiempo que pasa frente al televisor, la computadora (excepto para las tareas), el celular y los videojuegos. No cedas a las presiones y chantajes. Tú eres el principal responsable de las actividades, físicas o sedentarias, que realizan tus hijos.

Involucra a tu hijo en deportes de equipo u otras actividades físicas. El deporte le enseñará a tu hijo muchas cosas más allá de la destreza física. Aprenderá estrategias, aprenderá a trabajar en equipo y, como una ganancia adicional, es increíble la unidad familiar que se logrará cuando los padres vayan a ver un partido de fútbol o cualquier disciplina de su hijo.

Para tener en cuenta: Los expertos consideran que una o dos horas al día son un tiempo razonable para que un menor de edad dedique a las actividades sedentarias.

Como padres debemos comprender que el cuerpo no fue diseñado para llegar a casa y desplomarse frente al televisor durante horas y horas. Por lo tanto, evitemos que los malos hábitos en nuestra familia se vivan como si fueran normales y corrientes.

Te propongo entonces intentar volver a lo básico, a lo natural... ¡volvamos al hombre de las cavernas! Tenemos que empezar a reformar nuestro pensamiento y retomar algunas de las actividades que en otras épocas fueron tan comunes.

La cantidad de energía que utilizamos para la actividad física depende de tres factores: el tipo de actividad, su intensidad y su duración. A mayor duración, mayor frecuencia y mayor fuerza, más grasas quemará. Cuando las calorías incorporadas son más que las calorías gastadas en la actividad física, se aumenta de peso.

La disciplina comienza por ti mismo ¡A un lado las excusas! Les brindo el ejemplo de mi hermano, quien con cincuenta y cinco años de edad goza de una excelente salud física y mental. Durante años hice caso omiso a sus palabras cuando me aconsejaba acerca de las ventajas de incluir el ejercicio en mi vida como parte de un cambio global. Pero cuando finalmente me propuse escucharlo y darme una oportunidad, empecé a experimentar por cuenta propia los maravillosos resultados ¡Me deje de excusas! Y empecé a combinar diferentes ejercicios con meditación, yoga y otros más, no solo en mi vida sino también en la de mi familia. Lo hice por mí, y por mi hija.

Si tus hijos te ven activo y ven que lo disfrutas, ellos serán más propensos a ser activos y seguir así en la edad adulta. Debes inculcar la filosofía del bienestar en ellos desde pequeños.

UN BREVE REPASO DE LA ANATOMÍA DEL CUERPO

El armazón del cuerpo son los huesos, que forman el esqueleto que le da forma y sostén al cuerpo de tu hijo. Donde se juntan dos huesos, en las articulaciones, hay un cartílago que es blando e impide que se rocen los huesos entre sí. ¿Qué serías sin tus huesos? Bueno, quizás tendrías la misma estabilidad de un muñeco de trapo.

Ahora, los músculos son los que permiten que tu cuerpo se estire y se encoja y funcione correctamente. Estos están unidos a los huesos por unos cordones resistentes y fuertes llamados tendones. ¿Sabes cuantos músculos hay en el cuerpo de tu pequeño? ¡Mas de seiscientos! Los mismos que le permiten sentarse, correr, saltar, agacharse, agarrar, levantar y transportar cosas, mantener derecha la cabeza o inclusive hacer muecas, sonreír, hablar o simplemente mover un dedo.

¡Tantos músculos que necesitan ser activados! ¿Te das cuenta? Pero para ello debes tener en cuenta tres factores que no deben faltar a la hora de ejercitarse:

➤ Variedad: para poder disfrutar de diversos tipos de ejercicios y deportes para los diferentes grupos de músculos.

➤ Balance: para saber equilibrar entre las actividades que ayudan a desarrollar el aparato cardiovascular, la resistencia, la fuerza y la flexibilidad.

➤ Moderación: de acuerdo con la condición física de cada uno. Todo en exceso es malo.

Pero, ¿cómo sabes si estás ejerciendo la intensidad correcta de ejercicio para tu nivel? Te propongo una sencilla y eficaz prueba para averiguarlo: si puedes hablar cómodamente mientras haces ejercicio o cualquier actividad física, quiere decir que es una actividad corporal moderada. Si tomas demasiado aliento para hablar, quiere decir que el ejercicio que estás realizando, seguramente, es una actividad vigorosa. Si tu objetivo es la actividad moderada, es posible que debas reducir el ritmo.

Como siempre, quiero hacer hincapié en dar el ejemplo. Si tú no te mueves, tus hijos no se moverán. Si ellos no se mueven, entonces no queman calorías y, por lo tanto, no pierden peso y peor aún no ejercitan sus músculos para obtener flexibilidad y fortaleza física. Que tu casa no se convierta en una excusa para no ejercitarte. Aquí te ofrezco opciones para moverte dentro de tu casa:

➤ Anda en bicicleta estática mientras lees el periódico o una revista.

➤ Escucha las noticias por la mañana mientras trabajas en tu máquina de piernas o brazos.

➤ Mira el televisor mientras haces flexiones o abdominales, o bailas.

➤ Despierta treinta minutos antes y toma una caminata rápida para empezar el día.

➤ Lava el auto tú mismo, con ayuda de tus hijos, ¡además te ahorras un dinero!

➤ Disfruta de tu patio practicando jardinería, cuidando los árboles y sembrando hortalizas.

¿Sabías que según la Organización Mundial de la Salud, el ejercicio habitual disminuye en un 25% la posibilidad de desarrollar osteoporosis?

¡MOVIÉNDOTE EN FAMILIA!

Planifica con tiempo adecuado que los fines de semana sean de actividad física y familiar. Puedes hacer cosas como compartir clases de algún deporte que les guste a todos, como tenis, natación, equitación, buceo o bolos; u organizar caminatas con toda la familia para estrechar el vínculo afectivo. También puedes hacer que tu casa les de cabida a los deportes. Por ejemplo, puedes tener un aro para baloncesto o una mesa de ping-pong. Instala un trampolín en el patio trasero con redes de seguridad. Incluso los videojuegos como los nuevos de Nintendo permiten hacer movimientos.

Con mi hija y mi madre hemos descubierto que realizar juntas actividades al aire libre nos ayuda a tener un excelente estado de ánimo para entablar fluidas y amenas conversaciones. Dedícale tiempo a los tuyos, te lo agradecerán por siempre. Recuerda que la mejor herencia de una madre a sus hijos es un poco de su tiempo cada día. Que sea una de tus sanas costumbres caminar después del almuerzo o comida así sea alrededor de un parque cercano o de la cuadra de tu casa. Quemarás calorías y evitarás la tentación de comer un postre.

¿Qué mejor manera de mostrarle a tu pequeño las ventajas del ejercicio que compartiendo ese espacio con él? Ejercítate tú también, y a través del juego activo y seguro ayúdalo a desarrollar habilidades motrices que le servirán para toda su vida.

Esto es algo que aprendí con mi hija, quien empezó su actividad motriz a los veinte días de nacida ¡Sí, veinte días de nacida! Tomó varias rutinas de ejercicio de acuerdo a su edad, y así continuó hasta los trece años ¿Cómo ayuda esto? Te cuento que entre más temprano le enseñes a tu hijo a amar la actividad física, más facilidad tendrá para desarrollar su psicomotricidad fina y gruesa. La motricidad gruesa se relaciona con las condiciones físicas que se necesitan para saltar y correr, y en general involucran músculos largos, mientras que la motricidad fina incluye la habilidad de precisión, desde abrocharse la camisa hasta dibujar, ya que involucra músculos cortos.

Gracias a que le inculqué desde muy pequeña el gusto por la actividad física, mi hija ahora tiene la facilidad de adaptarse a cualquier deporte y cualquier ejercicio. Esto también la ha ayudado en su etapa de adolescente a tener buenas relaciones sociales.

¿Sabías que en México hay cuatro millones de niños de entre cuatro y once años de edad, que padecen sobrepeso u obesidad?

El ejercicio no solo se limita a tu familia. ¡Muévete con tus amigos! ¿Tiempo de fiesta? Haz divertida la celebración y conviértela en un evento de actividades y juegos físicos: carreras, patinaje, bolos, lo que se te ocurra. Ofrece regalos que fomenten la actividad física, como los balones deportivos o juegos que estimulen la actividad corporal. Esto también ayuda a desarrollar habilidades sociales, a construir una imagen positiva de uno mismo, a aumentar la capacidad de aprender e, incluso, a desarrollar habilidades para protegerse de eventuales peligros.

Cuando los niños juegan activamente con los demás, también desarrollan y practican habilidades sociales. Con los juegos de todo tipo, aprenden a compartir, a colaborar, a comunicarse, a apoyarse y a trabajar en equipo.

Para tener en cuenta: Lo más probable es que un niño activo se convierta en un adulto activo.

Anima a tu familia a practicar actividades físicas afuera de la casa como:

➤ Perseguir pompas de jabón. ¡A los niños les encanta hacer pompas!
➤ Caminar a los saltos para evitar pisar las líneas de las baldosas del suelo.
➤ Cargar las compras.
➤ Tratar de alcanzar las ramas de los árboles.
➤ Sacar de paseo al perro; será un buen ejercicio para todos.
➤ Si vives en un área donde hay nieve en invierno, organizar

actividades con juegos y trineos para estar fuera de la casa en movimiento.

➤ Utilizar las escaleras (¡y no las eléctricas!) en los lugares públicos. Siempre pensando en el beneficio… ¡no es un castigo!

➤ Estimular la caminata estacionando tu auto lo más lejos posible del lugar adonde se dirigen.

➤ Jugar con tus hijos en los columpios y toboganes.

Todas estas son formas buenas y entretenidas de activar el cuerpo de tus hijos, inclusive si están haciendo actividades cotidianas fuera de casa. Así ejercitarás su corazón, les harás quemar calorías y fortalecerán los músculos.

Busca lo que sea conveniente para tu hijo en términos de ejercicio o actividad física. No tiene por qué ser en equipo o en actividad plural. Hazlo junto a él, eso servirá para construir confianza. Si no le gustan las actividades en equipo, busca ejercicios individuales que a tu hijo le guste hacer como patinaje, gimnasia, atletismo, artes marciales, ciclismo, clases de baile; incluso juegos de video que obliguen a realizar ejercicio y movimiento físico. ¡Se sensible a sus necesidades!

....

Para tener en cuenta: Si tu pequeño se siente avergonzado por no ser lo suficientemente bueno en un deporte, encuentra algo activo que a tu hijo le guste o lo haga sentir bien.

....

LOS BENEFICIOS DE LA ACTIVIDAD FÍSICA

Disfruta *ya* de los beneficios que ofrece la ejercitación habitual para ti y tu familia:

➤ Reduce el riesgo de padecer enfermedades crónicas, degenerativas como la diabetes, la hipertensión y las deficiencias renales o cardiovasculares.

➤ Controla la presión arterial y mejora los niveles de azúcar en sangre.

➤ ¡Olvídate del estrés y la depresión! Cuando haces ejercicio provocas un torrente de endorfinas en tu cuerpo que los ayuda a aliviar la energía y la tensión reprimida, a ti y a tus pequeños.

➤ ¡Ayuda a mantener una buena postura corporal! ¡No querrás a tus hijos sentándose encorvados en la mesa!

➤ Ayuda a perder grasa corporal, reemplazándola con el aumento de la masa corporal magra.

➤ No te cansas ni te agotas tan fácilmente cuando estás físicamente en forma.

➤ Ayuda a mejorar la calidad del sueño.

➤ Te protege de eventuales lesiones. Cuando estás en forma, más difícilmente padeces lesiones por torceduras.

➤ Estimula el crecimiento óseo de tu pequeño a esta temprana edad, cuando los huesos están formándose y creciendo.

¿Sabías que según un estudio del Diabetes Prevention Program, realizado por el Instituto Nacional de Salud (NIH, por sus siglas en inglés) de los Estados Unidos, una dieta sana y ejercicio moderado que resulta en la pérdida de peso retrasa y previene la prevalencia de la diabetes tipo 2?

Otro beneficio de la actividad física para tus hijos es que aumenta las defensas. En las escuelas los niños se mueven en un ambiente lleno de gérmenes. La actividad física mejora el bienestar general del cuerpo y de cada uno de sus órganos. Un sistema inmune fuerte actúa como un escudo contra potenciales enfermedades. ¡Verás cómo tus hijos tienden a enfermarse menos al hacer ejercicio de manera consistente!

Para tener en cuenta: La mejor fórmula para quemar grasas sigue siendo adoptar un estilo de vida saludable que incluya una alimentación balanceada y el ejercicio como sus ejes fundamentales.

A continuación te presento una lista con ideas de diferentes ejercicios para hacer en familia, con amigos, en casa y en la calle. ¡A moverse!

Tipo de actividad: ¡Halar!

En familia

➤ ¡Consigue una cuerda! Divídanse entre los dos extremos de la cuerda y jueguen a tirar de ella.
➤ Lleva a tu familia a elevar cometas a un campo abierto.

Con amigos

➤ ¡Tómense de las manos formando un círculo! Y mientras el círculo gira cada vez más rápido, deben ir cantando una canción.

➤ ¡La lucha de la cobija! Cada equipo debe numerarse del 1 al 10. Se coloca una cobija en el centro. Entonces un líder menciona un número, y los que llevan ese número en cada equipo agarran la cobija tratando de llevarla a la línea de su equipo.

En casa

➤ Nada mejor que los juguetes de arrastre; consigue para tu hijo diferentes objetos con *rodachines* y ¡hagan carreras juntos con ellos!

En la calle

➤ ¿Caen hojas en la entrada de tu casa? Conviértelo en una actividad para ti y para tu hijo. Saquen escobas y jueguen a reunir la mayor cantidad de hojas mientras limpian al mismo tiempo.

➤ ¿Tienes una mascota? Toma su correa y pídele a tu hijo que te ayude a darle un paseo por la calle.

Tipo de actividad: ¡Empujar!

En familia

➤ ¡Lavar el auto en familia! Tardarás menos tiempo y será un descanso para tu bolsillo.

➤ ¡Al agua patos! Ve con tu familia a la piscina. Impulsarse con los brazos en el agua mientras nadas es un excelente ejercicio, además de ser una solución al calor del verano.

Con amigos

➤ ¿Alguien quiere galletas? Compra masa para prepararlas y anima a tus invitados a prepararlas junto con los niños. ¡Una alternativa deliciosa y muy divertida!

➤ Turnarse jugando en los columpios ayuda a fomentar el compañerismo entre tu hijo y sus amigos. Pueden impulsarse el uno al otro y luego cambiar posiciones.

En casa

➤ Limpien juntos las ventanas de tu casa. ¡Motívalos a mover los brazos!
➤ Pinten cajas juntos y conviértanlas en autos de cartón para empujar por toda la casa.

En la calle

➤ Lleva a tu hijo al supermercado y deja que empuje el carrito de compras contigo.

Tipo de actividad: ¡Caminar!

En familia

➤ Anima a tu familia a participar en caminatas dentro de tu ciudad.
➤ Exploren juntos los parques locales.

Con amigos

➤ Vayan de excursión en grupo a un parque ecológico.
➤ Jugar al escondite es la perfecta excusa para caminar e inclusive para correr mientras se divierten encontrándose unos a otros.

En casa

➤ ¡Juega a perseguir a tu hijo por la casa! Actividades como "El monstruo de las cosquillas" pueden convertirse en un buen pretexto para mover el cuerpo.

En la calle

➤ Usen siempre las escaleras en lugar del ascensor, e intenten caminar en vez de usar el auto.

Tipo de actividad: ¡Lanzar!

En familia

➤ Consigue un *frisbee* y juega con tu familia a lanzárselo uno al otro.
➤ Cojan una lanza para afinar la puntería y hagan competencias.
➤ Juega a los dardos ¡y que gane el mejor!

Con amigos

➤ Haz concursos de baloncesto.
➤ Jueguen a pasarse globos por el aire. ¡Quien los deje caer, pierde!
➤ Organiza a las personas en parejas o por equipos ¡Y jueguen a lanzarse aros desde lejos!

En casa

➤ ¡Trae al presente los juegos tradicionales de tu infancia! Enséñale a tu hijo a tirar canicas, *jacks* o trompos.
➤ ¡Usa tu ingenio! Organiza un pequeño juego de boliche en casa usando latas vacías, botellas de plástico o inclusive cajas de jugo.

En la calle

➤ Haz dos equipos, y utiliza una pelota de fútbol tirándosela al otro equipo hasta pegarle a una persona, y así eliminarlos uno a uno.

➤ Lanza pequeñas piedras a un lago o un río.

➤ Dale una pelota, consigue un silbato, véndale los ojos a tu hijo y pídele que lance el balón hacia la dirección desde donde tu estés soplando el silbato.

Tipo de actividad: ¡Alcanzar!

En familia

➤ Decora tu casa con tu familia en las festividades poniendo adornos y luces.

➤ Decora un árbol de Navidad, pon los adornos de *Halloween*, de cumpleaños y demás. Estas son excelentes actividades para estirar el cuerpo y los brazos.

Con amigos

➤ Juegos como la gallinita ciega y "las traes" son simples y efectivos para activar no solo los músculos de los brazos sino también los de las piernas ¡A perseguir se ha dicho!

En casa

➤ Ubica los juguetes favoritos de tu hijo en lugares en los que tenga que estirar su cuerpo para alcanzarlos.

➤ Juega con tu hijo a hacer pompas de jabón e intentar estallarlas cuando estén en el aire.

En la calle

➤ Jueguen a tratar de alcanzar las ramas de los árboles.

➤ Anima a tu hijo a que camine apoyándose sobre la punta de los pies.

Tipo de actividad: ¡Cargar!

En familia

➤ Consigue cajas para guardar lo que no se usa ¡y anima a tu familia a organizarlas arriba en los clósets, o muebles!

Con amigos

➤ Diviértete con una carrera de caballitos ¡Cuidado con las caídas!

➤ Arma pequeñas bolsitas de arena y jueguen todos juntos a transportarlas sobre diferentes partes del cuerpo ¿Qué tal sobre la cabeza? ¿O sobre los hombros? ¿Qué tal con un solo pie?

En casa

➤ Pídele a tu hijo que recoja sus juguetes para ordenar su habitación.

➤ Juega con tus pequeños a decorar su cuarto. Y diviértanse juntos moviendo cosas (que no sean pesadas) de un sitio a otro.

En la calle

➤ Cuando regreses del supermercado, pide a tu pequeño que te ayude a llevar las bolsas que no están pesadas.

Tipo de actividad: ¡Torsión!

En familia

➤ Organiza un concurso con aros de *hula-hula* con tu familia.

Con amigos

➤ ¿Qué tal un baile acompañado de música bailable?

➤ ¿Algún fanático del béisbol? Organízate en equipos y túrnense para batear la pelota ¡Estiren ese tronco!

En casa

➤ Pídele a tu hijo que te ayude con los quehaceres del hogar.

En la calle

➤ Consigue una pelota de baloncesto y jueguen con tu hijo a quitársela entre ustedes y a esquivarse.

➤ Diviértanse simulando un juego improvisado de golf con una ramita y un objeto pequeño en el piso.

Tipo de actividad: ¡Saltar!

En familia

➤ Juega a tratar de imitar a todos los animalitos que brinquen. ¿Qué tal un canguro? ¿O un conejo? ¿O una rana? Enséñales sobre el reino animal mientras se divierten en familia.

➤ ¡De saltos! Consigue un costal para cada uno, brinquen hasta una línea y vuélvanse. El primero en terminar, gana.

Con amigos

➤ Dos personas hacen girar una cuerda. Las demás deben entrar, saltar la cuerda y salir sin enredarse en ella. ¡Mucha concentración!

➤ ¡De rana! En equipos, el que está atrás brinca uno por uno sobre los demás que están agachados. Todos brincan, corren y se agachan uno tras otro hasta cubrir la distancia deseada.

En casa

➤ Busca un espacio amplio dentro de tu casa y juega con tu pequeño a saltar la cuerda.
➤ Infla globos en casa y juega a lanzarlos al aire con tu pequeño.

En la calle

➤ Anima a tu hijo a que salte obstáculos en su camino.
➤ ¿Quién no jugó rayuela? ¿O el famoso avioncito? Pueden dibujarlo juntos en el suelo y jugar a saltarlo en uno o dos pies.
➤ Jueguen a no pisar ninguna línea que haya en el suelo ¡Deben saltarla!

Tipo de actividad: ¡Agacharse en cuclillas!

En familia

➤ ¡Pinten en familia! Desplieguen un pedazo de papel en el suelo y pongan a volar la imaginación usando colores, pinturas o crayones.
➤ Armar rompecabezas en el suelo no solamente desarrolla la motricidad fina, sino también la percepción visual y el trabajo en equipo.

Con amigos

➤ Hagan dibujos en una cartulina y después utilicen lentejas o arroz para rellenarlos.

En casa

➤ Si tienes un jardín muy grande, puedes utilizar un bote de plástico como regadera agujereando la base; verás cómo se divierte tu pequeño ayudándote a regar las plantas. ¡Enséñale a tu hijo un poco de jardinería! Motívalo a plantar flores y a disfrutar de la naturaleza a través de ellas.

➤ Jueguen a construir castillitos con fichas de armar sobre el suelo ¡Pueden ser tan grandes como quieran!

En la calle

➤ Recojan hojas y piedritas bonitas que puedan encontrar; ¡las que más les gusten!

➤ ¡Pierde el miedo a ensuciarte! Juega con tu hijo a hacer figuras con barro o con arena y agua.

¿Sabías que hay quienes dicen que el ejercicio físico puede producir adicción debido a la sensación de placer que genera?

PARA PADRES Y ADOLESCENTES

A esta edad tus hijos están más interesados en actividades en grupo ya sea con sus amistades o familiares. Los paseos al parque, las caminatas, escalar montañas o las idas a la playa son excelentes oportunidades para que la familia se una en el hábito del ejercicio. En la playa pueden nadar y caminar sobre la arena. Caminar sobre la arena presenta un mayor ejercicio físico y cardiovascular ya que la superficie no es firme y toca hacer más esfuerzo.

El ejercicio aeróbico es perfecto para los adolescentes que son independientes y les gusta la variedad. Existen muchas opciones como correr, el patinaje en línea, el ciclismo, la natación, el *power-walking*, el tenis, el baloncesto, el baile aeróbico, el *kickboxing*, el Tae Bo, el hockey, el fútbol, el remo, la máquina elíptica, el esquí de fondo, saltar la cuerda, el raquetbol, el patinaje sobre hielo, el trampolín. Con que el adolescente incremente su ritmo cardiaco tres o más veces por semana durante veinte minutos consecutivos, esto es un considerable aporte a su salud (y lo recomienda la American Heart Association). A su vez, el adolescente tiene un enfoque en sus amistades y en crear lazos sociales mayormente con sus compañeros de estudio. Esto presenta una excelente oportunidad para la participación en deportes de grupo.

¿Sabías que para obtener un cambio en tus hijos, debes lograr que la actividad física no parezca un castigo, sino una diversión? Así ellos integrarán con más agrado y naturalidad las nuevas rutinas a su propia vida.

HABLANDO CON UN ESPECIALISTA: El entrenamiento

Diego Zapata
Entrenador Personal Certificado
National Federation of Professional Trainers, 2003

Pregunta: ¿Cuál sería una buena rutina de ejercicios en casa y en el gimnasio para un niño?

Respuesta: La siguiente es una rutina por edades. Hay que tener en cuenta que la buena alimentación y el buen dormir son componentes indispensables para lograr el éxito en cualquier régimen de ejercicio.

EDAD	RUTINAS EN EL GIMNASIO
Preescolar, 3–5 años	La rutina debe incluir: calentamiento, yoga, estiramiento (estiramiento mariposa, pose árbol, pose montaña), y enfriamiento. Los ejercicios deben incluir un segmento aeróbico para estimular el sistema cardiovascular. En el gimnasio esto puede incluir trotar, dar brincos y saltar cuerda. Un juego acorde para esta edad es el voleibol con globos. Los colores de los globos crean un estímulo visual y llamativo. Los colores vivos son preferibles, ya que crean un mayor estimulo e interés para alguien de esta edad. Al ser livianos los globos, los pequeños pueden fácilmente levantarlos y tirarlos. Esta actividad ayuda a lograr mejoramiento en coordinación de movimientos, y al rotar su cuerpo se logra tener más agilidad y equilibrio. Este ejercicio se categoriza como actividad aeróbica. Las actividades que incluyan música ayudan a que los niños logren ritmo y coordinación. Los niños de estas edades aprenden por imitación. Por eso es recomendable buscar clases donde puedan participar tanto los niños como los adultos (puede ser un hermano/a mayor, un mentor o sus padres). Algunos ejemplos son la danza árabe para mamá y niña, el yoga para el niño/a con un adulto, las clases de natación o las artes marciales. Los adultos deben evitar una vida sedentaria (ver televisión o navegar en Internet por períodos muy prolongados) ya que los niños tienden a adoptar los hábitos que ven en su hogar.
Niños, 6–11 años	En el gimnasio la rutina debe incluir siempre el calentamiento, que a esta edad se puede lograr empleando un equipo como una cinta para correr. Si el niño/a no tiene la estatura necesaria puede trotar sin la máquina y lograr el mismo objetivo que es incrementar su ritmo cardiaco para preparar el cuerpo para ejercitarse. Luego se debe continuar con el estiramiento, seguido por una rutina de ejercicio tal como la siguiente: pesas libres muy livianas (1 a 3 libras), comenzamos a trabajar con repeticiones de 10 a 12 por dos sets. Estas pesas se emplean con ejercicios

**Niños,
6–11 años**

para el cuerpo superior incluyendo brazos (bíceps/tríceps), hombros, espalda, pecho y abdomen. Para el cuerpo inferior los ejercicios con pesas se enfocan en los glúteos, cuádriceps, isquiotibiales y pantorrillas. También se pueden ejercitar sin utilizar pesas, utilizando su cuerpo como contrapeso. Un buen ejemplo de utilizar el cuerpo como contrapeso son las sentadillas. Ya a esta edad un niño/a puede participar en clases en grupo como aeróbicos, danza y artes marciales. Muchos gimnasios están equipados con piscina donde el niño/a puede nadar y hacer ejercicios aeróbicos dentro del agua.

**Adolescentes,
12–17 años**

En el gimnasio la rutina debe incluir siempre el calentamiento que a esta edad se puede lograr empleando un equipo como una bicicleta estática, una cinta para correr o una máquina elíptica. La rutina continúa con un buen estiramiento, seguido por una rutina de ejercicio tal como la siguiente: el adolescente puede hacer ejercicio empleando pesas libres. Estas pesas aún deben de ser livianas. Dependiendo de la capacidad del adolescente, las pesas deben ser de entre 3 y 15 libras como máximo. El adolescente aún está en proceso de crecimiento y es por esto que se debe evitar demasiado peso para no causar daño a la musculatura. Se puede trabajar con 3 sets de 13 a 15 repeticiones.

Se debe alternar el enfoque de los tipos de ejercicio que se hacen cada día. Por ejemplo, si se trabaja el cuerpo superior el lunes, el miércoles sería para los ejercicios correspondientes al cuerpo inferior. Al igual que para los niños, las pesas se emplean con ejercicios para el cuerpo superior incluyendo brazos (bíceps/tríceps), hombros, espalda, pecho y abdomen. Para el cuerpo inferior los ejercicios con pesas se enfocan en los glúteos, cuádriceps, isquiotibiales y pantorrillas. A esta edad se pueden emplear las máquinas de ejercicios para lograr el mismo objetivo. Para el adolescente las actividades en grupo son de sumo interés. Se puede optar por clases de aeróbicos, zumba, *kickboxing*, artes marciales y danza.

P: ¿Cual es el factor más importante en la deserción de un niño para no continuar con el ejercicio en el gimnasio?

R: Un factor que contribuye a la deserción de los niños es económico, ya que el entrenamiento conlleva un gasto adicional para la familia. En otros casos los niños carecen de constancia en su participación en las sesiones de entrenamiento. En muchos casos no es debido a la falta de interés del niño/a sino por falta de apoyo e interés de parte de los padres. Los padres no se esmeran para sacar el tiempo necesario para llevarlos al gimnasio y simplemente no le dan prioridad. En el caso de ejercicio en la casa tanto como en el gimnasio los niños se aburren y prefieren otras actividades que para ellos pueden ser más divertidas.

En el caso de los adolescentes les interesa pasar tiempo con sus amigos y participar en actividades de grupo. En mi experiencia, de diez niños que inician un programa de entrenamiento, solo lo completan aproximadamente seis de ellos. En los adolescentes es más alto el nivel de deserción: aproximadamente la mitad de los que se inscriben no completan el programa de entrenamiento.

P: ¿Cuáles son los factores más motivadores para que un niño continúe con el ejercicio?

R: El mayor factor para un niño/a es que disfrute lo que está haciendo. Esto se logra al no darle rutinas aburridas ni demasiado difíciles. Hay que tener en cuenta que hay metas por lograr, pero no deben ser imposibles de lograr. El niño/a debe ver que está bajando de peso y mejorando su condición física. Así sea más lento el proceso, es demasiado importante que el niño/a se sienta que puede y que no se aburre. Por último, la familia debe ser partícipe del cambio en alimentación y nivel de actividad/ejercicio que se espera que el niño/a adquiera.

P: ¿Cuáles son los mejores hábitos que debe adquirir un niño con respecto al ejercicio, y cómo pueden contribuir los padres a que esto se realice?

R: Es indispensable tener un plan/rutina variado pero consistente. Los hábitos más importantes son la alimentación y que el niño/a duerma un mínimo de ocho horas cada noche. El calentamiento, estiramiento y enfriamiento son clave para evitar cualquier lesión y para que desde pequeños aprendan a adoptar estos hábitos de por vida. Los padres pueden contribuir a ello al participar de la buena alimentación, el buen dormir y las actividades de ejercicio.

P: ¿Qué porcentaje de niños, según tu experiencia, llegaron a tener resultados positivos?

R: En mi experiencia los niños con los que he trabajado han sido exitosos en un 80%.

P: ¿Existen diferencias entre los niños y los adultos para realizar ejercicio?

R: Sí, existen diferencias. Si el niño/a se está divirtiendo y siente el apoyo de su familia y de sus amigos es más apto a continuar. Además, va a seguir si ve que está teniendo éxito con lo que se propone. El adulto tiende a poner excusas o justificaciones para no continuar aunque esté logrando su objetivo.

P: ¿Cuáles son las mayores dificultades que encuentras para que un niño o un adulto inicie una rutina de ejercicio?

R: Una de las mayores dificultades para que un niño o un adulto inicie cualquier rutina de ejercicio es empezar. El inicio, para cualquier persona, es físicamente más difícil, por lo tanto puede haber desánimo. Esto sucede porque el niño o adulto está ejercitando su cuerpo de una manera a la cual no está acostumbrado; esto causa dolores musculares que son incómodos. Otra dificultad es que el proceso de bajar de peso requiere de tiempo, y muchas veces no comprenden que los resultados no son inmediatos. Al inicio, tanto a los niños como a los adultos, se les hace difícil el desempeño del ejercicio cardiovascular, como trotar, montar en bicicleta estática, la máquina elíptica, saltar y otros. Esto sucede porque este tipo de ejercicio requiere de un buen nivel de funcionamiento respiratorio del cual carecen al tener sobrepeso.

¡Ponlo en práctica! Sigue estos consejos…

➤ Lleva a tus hijos a eventos de la ciudad o de la comunidad donde vives.

➤ ¡Dales el ejemplo! Haz ejercicio y no pases largas horas frente al televisor o la computarora. Los hijos imitan a los mayores.

➤ Haz que tus hijos muevan su cuerpo en cada oportunidad que se presente, desde empujar el carrito de compras en el supermercado hasta juntar hojas en el jardín.

CAPÍTULO 9

Mente, cuerpo y alma

HISTORIAS DE VIDA:
La voz del cambio

Esta carta la dejé para el final porque fue mi comienzo para iniciar un nuevo estilo de vida. Conocía la teoría y la aplicaba con mi hija... pero no CONMIGO.

Un día de esos tan maravillosos que Dios nos regala, empecé a sentir en mi cuerpo el dolor físico. Yo creía que ya estaba en mejores condiciones emocionales y que la depresión se había ido de mi vida. Me dije, "¡no vas a ir a ningún médico que te van a decir lo que ya sabes!". Empezaba a tener fuertes dolores en la rodilla así como en la parte lateral de mi cadera y la espalda. Sentí miedo ¡y sentir miedo me dio pánico! Dada mi personalidad, nunca le tuve miedo a nada ni a nadie. Siempre enfrenté la vida con optimismo y sobre todo con el deseo del logro.

Fue así que ese día me arreglé, cogí mi carro y me fui al lado del mar a escuchar su sonido. Miré fijamente hacia el infinito y entré en contacto conmigo misma. Me preguntaba: ¿Qué quieres de ti? ¿Hasta dónde quieres llegar? ¿Quieres defraudarte a ti misma? ¿Qué están viendo de ti tu hija, tu madre, tus hermanos? ¿Tu esposo? ¿Acaso no dices que son lo más importante de tu vida? ¿Dónde está tu fuerza de voluntad si haz querido negar que estás en problemas con tu peso? ¿Quieres llegar a la obesidad? ¿Dónde está tu inteligencia? ¿Qué estás eligiendo para ti? Lloré, grité, lloré y grité y no podía entender por qué se me había ido la fuerza de voluntad; no la encontraba. ¿Dónde estaba mi vitalidad para coger impulso? ¿Dónde estaba esa mujer que irradiaba positivismo, que se llevaba el mundo por delante y que lo que se proponía lo lograba? Cómo me atormentaba esto, me lo había repetido una y otra vez meses atrás pero mi inconsciencia había tocado los límites de la irracionalidad. Pasaron por mi mente todo tipo de escenas. Escenas de éxito profesional y reconocimiento que había tenido en mi pasado, la cara de mi hija mirando su futuro, así como de todos mis amigos… y familiares.

El mismo sobrepeso me había puesto las rocas que no me dejaban parar a tomar fuerza. Estaba inerte, estaba llenando mi estomago a través de las emociones… Esa misma decepción conmigo misma me había encarcelado en mi propio cuerpo. Me estaba castigando, ¿por qué lo había logrado con mi hija y no conmigo?

Miré al cielo y dije: "Dios, voy a estar a tu lado… y lo lograré. ¡Empezaré de nuevo! No me importa cuántas veces me caiga, ¡lo voy a hacer!". Bastaba solamente un minuto para tomar la decisión, bastaba sentirme muy mal para iniciar el cambio. Tenía que conectar mi cuerpo, mi alma y mi espíritu… ¡y lo logré!

Los que me consultan me preguntan: ¡¿Cómo lo lograste?! Y yo les respondo:

Amar la vida a través de Dios, amar a los que te rodean, hacer todo con dedicación y entrega, hacerlo todo con PASIÓN… Tener la VISIÓN del cambio en tu mente, visualizando tus metas así como el crecimiento continuo como persona y, lo más importante, ¡nada funciona si no actuamos! Hay que tener ACCIÓN.

Pasión, Visión y Acción…

—Alexandra Orozco

EL ESTRÉS EN LOS PADRES Y EN LOS HIJOS

Antes de enfrentar mi problema de sobrepeso, yo creía ser una persona que podía manejar el estrés. En mi país trabajaba en compañías donde tenía grandes exigencias profesionales que yo misma me había impuesto. Tenía responsabilidades como lograr altas metas financieras, lograr porcentajes altos de satisfacción de clientes y empleados, desarrollar divisiones nuevas de negocios, etc. Y a todo esto se le sumó el reto de educar a una niña que crecía junto a mí.

Todos esos retos los enfrenté con excelentes resultados, reconocimientos y satisfacción personal. El optimismo, el positivismo, la alegría, el entusiasmo eran parte de mi vida diaria. ¡Todo lo enfrentaba de esa manera! Pero luego empecé con la tristeza, y comenzaron a darme ansiedad situaciones que antes no lo hacían.

Con el sobrepeso, empecé a ocultarme de mis amistades, a no sentirme cómoda conmigo misma. Siempre fui una mujer con gran capacidad para lograr metas, pequeñas o grandes, importantes o sencillas, y con esta situación mi vida estaba acorralada por el estrés y la depresión. El no iniciar un plan adecuado de alimentación me hacía sentir culpable constantemente. Me ponía metas que no cumplía, visitaba médicos, nutricionistas, sin obtener resultados a largo plazo. Intentaba justificar mi gordura con situaciones emocionales, percibía lo que me estaba sucediendo como algo negativo.

Tus pensamientos y emociones están relacionados con el estrés. Ya sean positivos o negativos tendrán un efecto, inmediato o a largo plazo, sobre tu cuerpo, afectando el equilibrio corporal. Todas las recomendaciones que te pido tengas con tu hijo, las debes practicar con él y con tu familia. Recuerda que los niños aprenden con el ejemplo. Lo que sí debes practicar diariamente, para poder enseñárselo a tu hijo poco a poco, es cambiar los pensamientos negativos por positivos.

Siempre juzgamos lo que nos pasa en nuestras vidas como positivo o negativo, o como bueno o malo. Las personas que son positivas y optimistas son alegres, enfrentan la mayoría de los retos con fuerza a pesar de las dificultades. Los pesimistas ven todo oscuro pensando siempre en los obstáculos y en lo difícil que es todo. El impacto de tener una visión u otra va a determinar el estilo de vida que quieres tener, así como el que le vas a dar a tus hijos. Así que nosotros debemos buscar placer en nuestra vida y convertirla en una armoniosa experiencia para todos.

Se entiende el estrés como síndrome general de adaptación. Las personas, indistintamente de su edad, deben realizar conductas de adaptación con respecto a su entorno y a sus necesidades individuales, y a los requerimientos de una situación específica. Los niños y adolescentes se ven expuestos a situaciones de demanda social que requieren habilidades para las cuales no han sido entrenados, o su entrenamiento ha sido deficiente. Normalmente esto ocurre porque los padres o maestros y demás figuras adultas que los rodean, tienen por finalidad controlar su comportamiento de manera inmediata.

La vida moderna obliga a los padres a enfrentar a sus hijos al estrés en edades inadecuadas, como por ejemplo el comienzo del estudio desde la etapa maternal. Con la mejor intención, los padres tienen programada cada hora de sus vidas con actividades productivas, obteniendo como resultado niños acelerados, insatisfechos y angustiados por no tener tiempo para reponerse del cansancio de tantas actividades. Según los profesionales de la salud mental, el juego es tan importante como el sueño y la comida. Pero al exceso de demandas que sufren los niños, hay que agregarle que además tienen menos tiempo para jugar y disfrutar. Cuando estudiaba Psicología, en los años ochenta, el estrés representaba el gran flagelo de la humanidad, y por primera vez se habló del estrés en los niños. Estos niños estaban siendo presionados para tener altas calificaciones en el colegio, y tener una serie de actividades extracurriculares para competir los unos con los otros.

En este tema de los niños y el estrés, es importante comenzar contigo, y luego intentar neutralizarlo en tu casa. Para ello, aquí te hago algunas recomendaciones:

➤ Habla con tu hijo de sus problemas o emociones, de sus actividades. Interésate por él.

➤ Colócale música suave para que se relaje cuando haga sus trabajos o cuando tengan momentos en silencio.

➤ Prepara con él una tina con agua caliente.

➤ Hazle masajitos con aceite en su cuello, espalda y pies.

➤ Enséñale a respirar: cerrar los ojos, respirar profundamente y botar el aire muy despacio.

➤ Déjalo solo para que le dedique tiempo a lo que a él le guste, como bailar, leer, pintar, coleccionar.

➤ Comparte con él algún deporte o actividad física.

➤ Fíjate con él metas realistas y acompáñalo mientras lleva a cabo sus actividades lo mejor posible, recordando siempre que nadie es perfecto y que no es posible hacerlo todo bien. Hazlo despacio y con paciencia.

➤ No le exijas más de lo que tu hijo pueda dar.

➤ No sobrestimes a tu hijo.

➤ No subestimes a tu hijo.

➤ Desarrolla en él sus capacidades en lo que más se destaque.

➤ No le pongas muchas metas al mismo tiempo. Hazlo una a una despacio y con paciencia.

➤ Explícale que puede tener situaciones que debe aprender a manejar.

"REENERGÍZATE"

Después de muchos años de andar este camino de cambio, puedo decir que el reto que enfrenté con más adversidad fue el control de la mente. Mi mente estaba jugando conmigo y yo no me había dado cuenta. Ella siempre nos está hablando, ella quiere siempre tener el control. A la mente hay manejarla y aquietarla.

Los seres humanos tenemos necesidades físicas, necesidades emocionales y necesidades espirituales. A través de este camino en búsqueda del equilibrio para lograr combatir mi gordura, entendí que teniendo el equilibrio de esta trilogía —mente, cuerpo y alma— iba a poder iniciar mi camino de una manera más eficaz. Esta trilogía nos debe acompañar para poder seguir con la concientización de nuestro cambio hacia los hábitos alimenticios.

¡Hay que alcanzar un balance en la alimentación, mantenernos activos y productivos, hacer ejercicio, tener un hobby, tener relaciones sociales positivas con quienes nos sintamos cómodos, relaciones familiares y de pareja amorosas, amar lo que hacemos, dominar el estrés, dormir lo suficiente y llenar tu espíritu de Dios!

Mantén este equilibrio en tu vida y déjales a tus hijos este regalo.

La nueva forma de vida que tú vas a iniciar junto con tus hijos y tu familia, con una alimentación equilibrada, adecuada y saludable, no puede ser ni una situación temporal ni tampoco puede verse como una dieta. Debe ser un nuevo estilo de vida, que vas a comenzar de manera lenta pero con seguridad para que cada paso que tú des, o que estén dando tus hijos, lo adopten para el resto de sus vidas.

Cada día que vivo me doy cuenta de que las actitudes positivas contribuyen sustancialmente a la felicidad de todos nosotros. Las prácticas espirituales para el alma, aquietar la mente, son herramientas poderosas para las trasformaciones que deseemos lograr en el recorrido de la vida. La oración y la meditación ayudan a tener un acceso directo a la espiritualidad conectándote con tu yo interior y con Dios, y es así que logramos la armonía entre mente, cuerpo y alma, para llevar una vida equilibrada, sana y feliz. ¡Empieza hoy esta nueva vida para ti y tu familia!

¡Ponlo en práctica! Sigue estos consejos...

➤ Visualízate como ser positivo, como un todo conectado con la mente, el cuerpo y el espíritu.

➤ Permítete sentir tus emociones; conéctate con tu cuerpo para amarlo; entrégale este cambio que inicias a tu parte espiritual convirtiéndolo en un ritual diario. Recuerda que las experiencias dolorosas siempre nos darán la oportunidad de aprendizaje.

➤ Mantente lejos de las emociones negativas como el rencor, el miedo, la ira, el egoísmo, la envidia. Estas emociones se amparan en mecanismos de defensa que no nos permiten derribar los muros de las dificultades.

➤ Comprométete contigo y con tu familia; visualízalo así todos los días.

➤ Escoge un lugar solitario y calmo para meditar sobre cada capítulo del libro.

APÉNDICE

Renovar los alimentos en casa

A continuación te presento dos listas con algunas sugerencias para RENOVAR el contenido de tu alacena y tu nevera. Puedes empezar con algunas de estas recomendaciones y abrir el camino
a una nueva alimentación. ¡Disfrútalo!

ABASTECIENDO *TU NUEVA* ALACENA

Granos enteros integrales *(whole grains)*

- alforfón (*kasha*)
- amaranto (*amaranth*)
- arroz integral (*brown rice*)
- arroz jazmín (*jasmine rice*)
- arroz silvestre o salvaje (*wild rice*)
- avena, en hojuela o entera (*oats*)
- salvado de trigo entero crudo o sin tostar (*wheat bran, raw* o *untoasted*)
- *bulgur* (combinación de varias especies de trigo)
- cebada (*barley*)
- centeno (*rye*)
- centeno alforfón (*buckrye*)
- cuscús de grano pequeño (*couscous, small grain*)
- cuscús de grano grande (*couscous, large grain*)
- espelta (*spelt*)
- germen de trigo (*wheat germ*)
- maíz amarillo (*yellow corn*)
- mijo (*millet*)
- miso
- quinua: roja, blanca o negra
- semillas de linaza molidas (*Flax, linseed*)
- trigo alforjón (*buckwheat*)
- trigo integral (*whole wheat*)
- *triticale*

Tortillas

- ➤ bajas en sal y grasa
- ➤ integrales (*whole grain*)

Pitas

- ➤ de harina integral (*whole wheat flour*)
- ➤ de harina de mijo (*millet flour*)

Nueces y semillas

- ➤ ajonjolí (*sesame*)
- ➤ cereales secos
- ➤ chía
- ➤ maní (*peanuts*)
- ➤ nueces: macadamia, almendras, pecanas, avellanas (*hazelnuts*), marañones (*cashews*)
- ➤ pistachos
- ➤ semillas crudas sin sal: girasol (*sunflower*), calabaza (*pumpkin*), linaza (*linseed*), mostaza (*mustard*), amapola (*poppy*), hinojo (*fennel*)
- ➤ trigo triturado (*shredded wheat*)

Frutas (preferiblemente sin sulfuros)

- ➤ albaricoques (*apricots*)
- ➤ cerezas (*cherries*)
- ➤ ciruelas pasas (*prunes*)
- ➤ manzanas secas
- ➤ pasas de uva (*raisins*)

Condimentos

- ➤ ajo (*garlic*)
- ➤ comino (*cumin*)
- ➤ curry, amarillo o rojo
- ➤ hierbas y especias: cilantro, perejil (*parsley*), limonaria (*lemongrass*), albahaca (*basil*), orégano, tomillo (*thyme*), estragón (*tarragon*), romero (*rosemary*), laurel
- ➤ jengibre (*ginger*)
- ➤ mostaza

➤ salsa de soja, con bajo contenido de sal

Endulzantes

➤ melaza natural (*natural molasses*)
➤ miel
➤ néctar de agave
➤ Stevia natural

Aceites

➤ aceite de ajonjolí (*sesame oil*)
➤ aceite de calabaza (*pumpkin oil*)
➤ aceite de cártamo (*safflower oil*)
➤ aceite de oliva extra virgen
➤ aceite de semilla de uva (*grapeseed oil*)
➤ aceite de soja
➤ otros aceites exóticos como el de aguacate (*avocado*), salvado de arroz (*rice bran*), nuez (*nuts*), maní (*peanut*)

Legumbres

➤ arvejas (*peas*)
➤ *Chana Dal*
➤ chauchas (*beans*)
➤ frijoles o caraotas blancos, negros, pintados, rojos
➤ garbanzos (*chickpeas*)
➤ guisantes (*green peas*)
➤ habas verdes (*lima beans*)
➤ habas blancas (*white beans* o *navy beans*)
➤ judías (*white beans*)
➤ lentejas rojas, verdes, amarillas y negras
➤ *Moong Dal*

Té (descafeinado/*decaf*)

➤ de cualquier tipo

ABASTECIENDO *TU NUEVA* NEVERA

Frutas enteras, frescas o congeladas (sin azúcar)

- ➤ arándanos (*blueberries*)
- ➤ bananas o plátanos
- ➤ caqui japonés (*Japanese persimmon*)
- ➤ cerezas (*cherries*)
- ➤ ciruelas (*plums*)
- ➤ coco
- ➤ duraznos o melocotón (*peaches*)
- ➤ frambuesas (*raspberries*)
- ➤ fresas o frutillas (*strawberries*)
- ➤ grosellas (*currants*)
- ➤ guayaba rosada (*pink guava*)
- ➤ kiwi
- ➤ limas
- ➤ limones
- ➤ mandarinas
- ➤ mangos
- ➤ manzanas
- ➤ melón verde o amarillo (*cantaloupe*)
- ➤ melón rojo, sandia o patilla (*watermelon*)
- ➤ moras o zarzamora (*blackberries*)
- ➤ naranjas
- ➤ nectarina
- ➤ papaya de carne roja
- ➤ pera
- ➤ piña (*pineapple*)
- ➤ toronja rosada y blanca (*pink* o *white grapefruit*)
- ➤ uva roja, morada

Verduras (no adicionar mantequilla ni sal)

- ➤ acelga (*chard*)
- ➤ aguacate (*avocado*)
- ➤ alcachofas (*artichokes*)
- ➤ apio (*cellery*)
- ➤ batata o boniato (*sweet potato*)
- ➤ berenjena (*eggplant*)
- ➤ berros (*watercress*)
- ➤ brócoli
- ➤ calabacín (*zucchini*)
- ➤ calabaza (de todos los tipos)
- ➤ cebolla
- ➤ champiñones u hongos
- ➤ col china
- ➤ col de Bruselas
- ➤ col rizada (*kale*)
- ➤ coliflor
- ➤ espárragos
- ➤ espinaca
- ➤ hojas de mostaza
- ➤ hojas de nabo (*turnip leaves*)
- ➤ lechuga romana
- ➤ nabos (*turnips*)
- ➤ pimientos anaranjados (*orange bell peppers*)
- ➤ remolacha (*beet*)
- ➤ repollo o col (*cabbage*)
- ➤ tomates o jitomates
- ➤ zanahorias

Vegetales con almidón (*starch vegetables*)

➤ batata, boniato o papa dulce
➤ ñame (*yam*)
➤ papa amarilla, roja, blanca
➤ plátano verde y amarillo
➤ yuca

Carnes blancas (orgánicas, sin hormonas ni antibióticos)

➤ pavo sin piel
➤ pollo sin piel

Pescados y mariscos (sin empanizar)

➤ almejas (*clams*)
➤ arenque (*herring*)
➤ atún albacora
➤ camarones (*shrimp*)
➤ cangrejo (*crab*)
➤ langostinos (*prawns*)
➤ mejillones (*mussels*)
➤ mero (*grouper*)
➤ ostras (*oysters*)
➤ róbalo (*snook*)
➤ salmón
➤ sardinas
➤ tilapia
➤ trucha (*trout*)
➤ vieira (*scallop*)

Soja

➤ *edamame*
➤ leche de soja
➤ miso blanco
➤ nueces de soja
➤ pasta de soja (*soybean meal*)
➤ queso de soja o tofu
➤ *tempeh*

Lácteos (bajos en grasa y sin azúcar), o sustitutos, y huevos

➤ helado de yogur sin azúcar y bajo en grasa
➤ huevos de aves
➤ *kumis* (*kefir*)
➤ leche de almendras
➤ leche de soja
➤ queso de yogur
➤ queso feta
➤ queso mozzarella
➤ queso *provolone*
➤ queso ricota
➤ requesón (*curd*)
➤ yogur de soja
➤ yogur griego

REFERENCIAS

American Dietetic Association. www.eatright.org

American Heart Association. www.americanheart.org

American Society for Bariatric Surgery. www.asbs.org

Association for Advancement of Behavior Therapy. www.abct.org

Center for Disease Control and Prevention. www.cdc.gov/obesity/chilhood/basics.html

Center for Nutrition Policy and Promotion. www.cnpp.usda.gov

Dietary Guidelines for Americans 2005. www.healthierus.gov.dietary guidelines

Food and Nutrition Information Center. http://fnic.nal.usda.gov

National Eating Disorders Organization. www.nationaleatingdisorders.org

Nutrition.gov. www.nutrition.gov

Organización Mundial de la Salud. www.organizacionmundialdelasalud.org

USA Food and Drug Administration. www.fda.gov

Weight-Control Information Network. win.niddk.nih.gov

"Youth Risk Behavior Surveillance System". *National YRBS Overview* (2011). Disponible en www.cdc.gov/healthyyouth/yrbs/factsheets/obesity.htm, US_Obesity_combo.pdf.

American Academy of Pediatrics. *Nutrition, What Every Parent Should Know.* 2da. ed. Eds. William H. Dietz y Loraine Stern. Elkgrove Village: American Academy of Pediatrics, 2012.

Binet, Marie y Roseline Jadfard. *Comidas sanas y nutritivas para el bebé.* 3ra. ed. Barcelona: Ediciones Oniro, S. A., 2000.

Butryn, ML, et al. "Consistent self-monitoring of weight: a key component of successful weight loss maintenance". *Obesity (Silver Spring, MD)* (diciembre 2007): 15(12):3091–6. Centers for Disease Control and Prevention. State Indicator Report on Physical Activity, 2010. Disponible en www.cdc.gov/physicalactivity/downloads/PA_State_Indicator_Report_2010.pdf (PDF-1.5Mb).

Chek, Paul. *How to Eat, Move and Be Healthy!* 1ra. edición. Vista, CA: C.H.E.K Institute, 2004.

Chu, SY, et al. "Maternal Obesity and Risk of Stillbirth: a Metaanalysis". *American Journal of Obstetrics and Gynecology* (2007): 197(3):223–8.

D'Adamo, Dr. Peter y Catherine Whiney. *Los grupos sanguíneos y la alimentación.* 3ra. edición. Barcelona: Ediciones B, 2011.

Flegal, Katherine M., et al. "Prevalence and Trends in Obesity Among US Adults, 1999–2008". *The Journal of the American Medical Association* (2010): 303(3):235–241.

Gardner, Christopher D., et al. "Comparison of the Atkins, Zone, Ornish, and LEARN diets for change in weight and related risk factors among overweight premenopausal women: the A TO Z Weight Loss Study: a randomized trial". *The Journal of the American Medical Association* (2007): 297(9): 969–977.

Gold, Rozanna. *Eat Fresh Food, Awesome Recipes for Teen Chefs.* Nueva York: Bloomsbury Publishing Inc., 2009.

Gorin, A.A., et al. "Promoting long-term weight control: does dieting consistency matter?". *International Journal of Obesity Related Metababolic Disorders* (2004): 28(2):278–281.

Greene, Bob. *The Best Life Diet Daily Journal.* Chicago, IL: Simon & Schuster, 2009.

Haworth, C.M., et al. "Childhood Obesity: Genetic and Environmental Overlap with Normal-range BMI". *Obesity (Silver Spring, MD)* (2006).

Hughes, Adrienne R., et al. "Randomized, controlled trial of a best-practice individualized behavioral program for treatment of childhood overweight: Scottish Childhood Overweight Treatment Trial (SCOTT)". *Pediatrics*, Vol. 121 No. 3 (March 1, 2008): pp. e539–e546.

Institute of Medicine of the National Academies. "Food Marketing to Children and Youth: Threat or Opportunity?". Eds. J. Michael McGinnis, Jennifer Appleton Gootman y Vivica I. Kraak. Washington, DC: National Academies Press, 2005.

Johnson, L., et al. "A prospective analysis of dietary energy density at age 5 and 7 years and fatness at 9 years among UK children". *International Journal of Obesity* (2008): 32(4):586–593.

Johnson, L., et al. "Energy-dense, low-fiber, high-fat dietary pattern is associated with increased fatness in childhood". *American Journal of Clinical Nutrition* (2008): 87:846–854.

Kaphingst, Karen M. y Mary Story. "Los servicios de cuidado infantil como un entorno inexplorado para la prevención de la obesidad: reglamentación estatal sobre nutrición, actividad física y uso de los nuevos medios para la habilitación de servicios de educación preescolar en los Estados Unidos". *Preventing Chronic Disease: Public Research, Practice and Policy* (2009): 1 6(1):1–13. Disponible en www.cdc.gov/pcd/issues/2009/jan/07_0240_es.htm

Koeppen-Schomerus, G., J. Wardle y R. Plomin. "A genetic analysis of weight and overweight in 4-year-old twin pairs". *International Journal of Obesity Related Metabolic Disorders* (2001): 25(6):838–44.

Kramer, M.S., et al. "Effects of Prolonged and Exclusive Breastfeeding on Child Height, Weight, Adiposity, and Blood Pressure at Age 6.5, y: Evidence From a Large Randomized Trial". *American Journal of Clinical Nutrition* (2007): 86(6):1717–1721.

Landau, Elaine. *A Healthy Diet.* Danbury, CT: Children's Press, 2003.

Larson Duyff, Roberta. *American Dietetic Association Complete Food & Nutrition Guide.* 4ta. ed. Nueva Jersey: Wiley & Sons, Inc, 2012.

Larson, Nicole, Mary T. Story y Melissa C. Nelson. "Neighborhood Environments: Disparities in Access to Healthy Foods in the U.S.". *American Journal of Preventive Medicine* (2009): 36(1):74–81.e10.

McClellan, Stephanie y Beth Hamilton. *¡Que estrés! El mayor plan de alivio del estrés para mujeres.* Santiago, Chile: Grupo Editorial Norma, 2010.

McConahy, K.L., et al. "Portion size of common foods predicts energy intake among preschool-aged children". *Journal of the American Diet Association* (2004): 104(6):975–979.

Mustelin, L., et al. "Physical activity reduces the influence of genetic effects on BMI and waist circumference: a study in young adult twins". *International Journal of Obesity (London)* (2009): 33(1):29–36.

National Center for Health Statistics. *Health, United States, 2007 With Chartbook on Trends in the Health of Americans.* Hyattsville, MD: National Center for Health Statistics, 2007.

National Center for Health Statistics. *Prevalence of Overweight Among Children and Adolescents: United States, 2003–2004.* Hyattsville, MD: National Center for Health Statistics, 2004.

Orlet Fisher, Jennifer, Barbara J. Rolls y Leann L. Birch. "Children's bite size and intake of an entrée are greater with large portions than with age-appropriate or self-selected portions". *American Journal of Clinical Nutrition* (2003): 77(5):1164–1170.

Owen, Christopher G., et al. "Effect of infant feeding on the risk of obesity across the life course: a quantitative review of published evidence". *Pediatrics* (2005): 115:1367–1377.

Phelan, S., et al. "Are the eating and exercise habits of successful weight losers changing?". *Obesity (Silver Spring, MD)* (2006): 14(4):710–716.

Pratt, Steven y Kathy Matthews. *Superalimentos: Catorce alimentos que le cambiarán la vida*. Nueva York: HarperCollins, 2007.

Reader's Digest. *Alimentos para su cuerpo*. Nueva York: Reader's Digest Association, 2005.

Reedy, J. y S.M. Krebs-Smith. "Dietary Sources of Energy, Solid Fats, and Added Sugars Among Children and Adolescents in the United States". *Journal of the American Dietetic Association* (2010): 110(10):1477–84.

Rena R. Wing y Suzanne Phelan. "Long-Term Weight Loss Maintenance". *The American Journal of Clinical Nutrition* (2005): 82(1 Supplement):222S–225S.

Reno, Tosca, *The Eat-Clean Diet for Family and Kids: Simple Strategies for Lasting Health & Fitness*. Mississauga, Ontario: Robert Kennedy Publishing, 2008.

Rideout, V.J., U.G. Foehr y D.F. Roberts. "Generation of M2 Media in the Lives of 8–18 Year Olds". *The Kaiser Family Foundation*. Menlo Park, CA: 2010.

Robinson, Tom N. "Television Viewing and Childhood Obesity". *Pediatric Clinics of North America* (2001).

Saunders C.L., et al. "Meta-Analysis of Genome-wide Linkage Studies in BMI and Obesity". *Obesity (Silver Spring, MD)* (2007): 15(9):2263–2275.

Saxion, Valerie. *The Gospel of Health*. Minneapolis, MN: Bronze Bow Publishing, 2004.

Svetke, L.P., et al. "Comparison of Strategies for Sustaining Weight Loss: the Weight Loss Maintenance Randomized Controlled Trial". *The Journal of the American Medical Association*, (2008): 299(10):1139–48.

Thompson, Warren G., et al. "Treatment of Obesity". *Mayo Clinic Proceedings* (January, 2007): 82(1):93–102.

U.S. Department of Health and Human Services. *"2008 Physical Activity Guidelines for Americans". Washington (DC): U.S. Department of Health and Human Services* (2008).

U.S. Preventive Services Task Force. "Screening for Obesity in Children and Adolescents: US Preventive Services Task Force Recommendation Statement". *Pediatrics* (2010): 125;361–367; originally published online, Jan 18, 2010.

Van Cleaves, Janice. *Food and Nutrition for Every Kid*. Hoboken, NJ: Wiley & Sons, Inc., 1999.

Vartanian, L.R., M.B. Schwartz y K.D. Brownell. "Effects of Soft Drink Consumption on Nutrition and Health: a Systematic Review and Meta-Analysis". *American Journal of Public Health* (2007): 97(4):667–675.

Wang, Y. Claire, Sara N. Bleich y Steven L. Gortmaker. "Increasing Caloric Contribution From Sugar-Sweetened Beverages and 100% Fruit Juices Among US Children and Adolescents, 1988–2004". *Pediatrics* (2008): 121(6):e1604–1614.

Wardle, J., et al. "Evidence for a Strong Genetic Influence on Childhood Adiposity Despite the Force of the Obesogenic Environment". *The American Journal of Clinical Nutrition* (2008): 87(2):398–404.

Woo, Jessica G., et al. "Breastfeeding Helps Explain Racial and Socioeconomic Status Disparities in Adolescent Adiposity". *Pediatrics* (2008): 121(3):e458–65.

World Book. *El Mundo de los niños ⊠ Tu cuerpo*. Vol. 5. Chicago, IL: *World Book*, 2000.

Wright, Jeni y Eric Treuille. *Le Cordon Bleu ⊠ Técnicas Culinarias. Hortalizas y ensaladas: Técnicas y recetas de la escuela de cocina más famosa del mundo*. Barcelona: Blume, 2003.

Zimmerman, F.J. y J.F. Bell. "Associations of Television Content Type and Obesity in Children". *American Journal of Public Health* (2010): 100(2):334–40.

Zinczenko, David. "Eat This, Not That". *Women's Health* (2008): 13-c 978-1-59486-854-2.

AGRADECIMIENTOS

¡Quiero darle gracias a Dios! Estos últimos años lo he conocido más a través de su palabra y solo he recibido bendiciones y abundancia... cuando en ocasiones no sentía su presencia.

A mi bella y valiente madre, Magolita Muñoz, que sacó adelante a cinco hijos, mujer ejemplar a la que no solo le debo la vida, sino mi formación como un gran ser humano. Sus valores, sus enseñanzas, su entereza, inteligencia y fuerza hicieron de mí lo que soy. Consejera oportuna y amorosa persona. ¡Te amo Mami!

A mi padre que me mira desde el cielo, me enseñó que ¡nada es imposible! Con él descubrí a una corta edad el don de la palabra. ¡Siempre estás junto a mí, Papi!

A mi hija Lorenza Villegas, fuente de inspiración para cada día de mi vida y protagonista de este libro.

A Raúl Arrondo, mi esposo, quien me apoya incondicionalmente en cada proyecto que emprendo. ¡Gracias por el amor que me tienes!

A mis cuatro hermanos, mis mejores amigos...

Werner, mi hermano mayor, quien con su dedicación profesional constante y su gran corazón sirvió y será modelo para mí.

Patricia, por querer este bello proyecto con tanto entusiasmo, por sus aportes inteligentes y ayuda incondicional.

Jesús, por todas las charlas interminables que teníamos sobre salud y nutrición. Gracias por tanto conocimiento.

María del Mar, por alentarme todos los días preguntándome

cuántas páginas había escrito, así como las observaciones oportunas, sensatas… con esa alegría constante que le da a mi vida.

A mis sobrinas Estefanía, Laura María y Claudia Fernanda Orozco que, aunque ellas no lo saben, fueron inspiración para mí.

A mi preciosa tía, Aída Orozco, con quien nos unen la palabra verbal y escrita, nuestro amor por la familia y la satisfacción de recibir de nuestros hijos amor y entrega. Te amo y ¡quisiera verte más a menudo!

Al Dr. Yamil Barjun y su esposa, mi sobrina Claudia Fernanda, quienes con cariño me brindaron su ayuda incondicional.

A Carlos Iván Villegas, el padre de Lorenza, gran amigo, quien me alienta positivamente en los momentos de desaliento y alegría.

A los pequeños de la familia, Sammy y Saad Barjun Orozco, con mucho amor.

A mis nietos, que aún no conozco… pero serán la futura generación que habrá recibido el cambio en la alimentación ya que mi hija lo tendrá como uno de sus valores de vida.

A cada uno de los que me contaron sus historias de vida que entre llantos y alegrías lograron dejar sus sentimientos y vivencias. Gracias por confiar en mí.

A los especialistas, Dra. Edelmira Noguera tan especial y profesional siempre, Dra. Mónica Ramírez, Rubén Bravo, Diego Zapata, que respondieron a mis inquietudes y preguntas acertadamente, manteniendo siempre su profesionalismo.

A Cecilia Molinari y Hercilia Mendizabal, que como editoras mantuvieron su profesionalismo y entusiasmo en todo momento.

A Aris, Silvita y Stefano Arrondo, que me permitieron entrar en su intimidad para ser fuente de inspiración.

A María José Callejas, periodista que entiende la importancia de la comida saludable, quien con su soporte dejó una semilla en este libro.

A mi querida y bella Lunita que está en nuestros corazones y que nos llena de alegría infinita todos los días.

A Debi Frid, Victor Hugo Ballen y Melissa Bonilla, quienes me dieron soporte investigativo y técnico.

A Natalia Alarcón, que estoy segura dejará un granito de arena, cambiando hábitos alimenticios.

A Aleyso Bridger, que me motivó para dejar este legado de vida.

A Penguin Group, especialmente Erik Riesenberg y Carlos Azula, que creyeron en este proyecto desde el comienzo.

A Robert Rosenthal y Luis Daniel Ferreira, esposos de mis hermanas, que con el amor y soporte constante a ellas hicieron que hubiera inspiración.

A mi grupo de la iglesia que me acompañó con sus oraciones.

A Diego Lucero, que tuvo la paciencia para desarrollar las ilustraciones.

A mis adoradas amigas Claudia Salazar y Alix Patricia Velasco, por la alegría, amor y amistad que me regalan todos los días.

A todos las personas y gobernantes que están trabajando por disminuir los índices de obesidad infantil en el mundo.

A todos los niños, adolescentes y adultos del mundo, que puedan ser tocados de alguna forma por *Mami, ¡no quiero ser obeso!*